JN197068

布施 淳 東京医療センター循環器内科

救急心電図
ただいま診断中!

ECG DIAGNOSIS IN EMERGENCY

中外医学社

まえがき

　心臓は、大きな臓器ではないが、個性的で、専門性が高く、それでいて、急激な病状変化をきたしたりする。それを専門にしていない医師や医療スタッフにとっては、なかなか扱いづらい領域である。

　心電図に関し循環器医的視点から言えば、良き非循環器医、良き医療スタッフとは、心電図を正確に読める者、ではない。

　その心電図を手掛かりとして、適切な場面で適切なタイミングで循環器医にリーチアウト（援助を求める）できる者こそが、良きスタッフなのである。そして、その本質は、「チーム医療」である。

　この本を読むことで、あなたは「チーム医療」に多大なる貢献をできるようになる。

　基本的に、本書は以下のような状況を想定している。
- 夜勤をしている看護師が、心電図所見を電話で担当医に報告する。
- 現場に出動した救急隊員が、心電図所見を電話で医師に報告する。
- 当直をしている研修医が、心電図所見を電話で上級医に報告する。
- 救急外来で非循環器医が、心電図所見を電話で循環器医に報告する。

　なんらかの不整脈や、その他心臓関連疾患が疑われる患者の初期対応を施しつつ、しかるべき担当者に連絡し、そして、彼らに引き渡すまでの間に最低限のことをやっておく、という循環器救急対応である。

　対象読者は、
　心電図が苦手な非循環器医、研修医、看護師、救急隊、その他医療スタッフ。
　今更、心電図なんて勉強できないよ……という、実は心電図が苦手なベテラン医師も大歓迎である。心電図が苦手で、かつ「急変」に遭遇しうる、すべての人が対象となる。

この本を 30 分で読み切ることで、

- 心電図をヒントに、胸部症状を訴える患者を適切に管理できる
- 上級医や循環器医に適切なタイミングでコンサルトできる

ようになる。

　この本では、「事実」と「解釈」にこだわる。

　心電図アレルギーの人は依然多い。多少読めると思っていても、その「解釈」が誤っている場合もしばしば見受けられる。その誤り自体は仕方のないことであり、特に次々と新人が入職する職場環境では避けられない。問題は、誤った「解釈」が、事実であるかのようにチームに伝わってしまうことである。

　例えば、研修医が救急外来で当直をしている。胸部不快で来院した 60 歳男性。幅の広い QRS の頻拍、心室頻拍を強く疑うような心電図を呈している。研修医は、電話で上級医に連絡する。

研修医「先生、60 歳男性、PSVT っぽい患者が来ています」

電話の向こうの上級医「病棟が忙しいんだ、PSVT なら大丈夫だから、アデホスを打っておいて」

　本当の心電図： 心室頻拍

　研修医の解釈： PSVT（上室性頻拍）

　上級医の頭の中： PSVT（上室性頻拍）

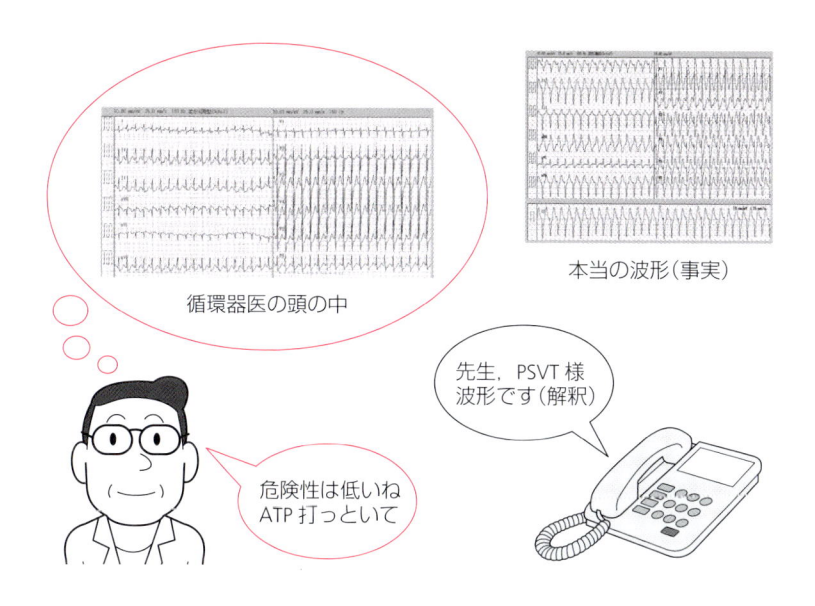

本当の波形（事実）

循環器医の頭の中

先生，PSVT 様
波形です（解釈）

危険性は低いね
ATP 打っといて

図 0 事実と解釈と電話連絡

　誤った「解釈」がまるで「事実」かのように、伝わってしまうのだ。

　これが、どのようなアウトカムにつながるか、想像がつくであろう。「心疾患は、判断ミスが命に直結してしまうことも少なくない。しかし、「事実」と「解釈」を意識的に区別し、仮に誤った「解釈」であっても、「事実」を共有することで、チームとしてその誤りに気づき、患者に悪影響が及ばないチームコミュニケーションを図りたい。そしてこれは個人にとっても、チームにとっても、成長に繋がる。これが、この本の最大の目的であり、この「事実」と「解釈」という切り口が他書と一線を画すところである。

　常に、自らに問いかけよう。

それは、「事実」か？　「解釈」か？

2018 年 9 月

布施　淳

目　次

心電図の基本

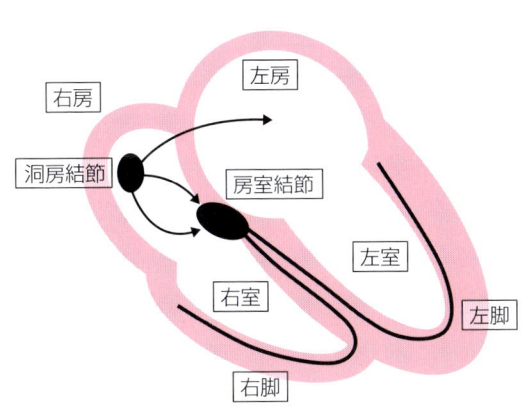

図 1-1 刺激伝導系

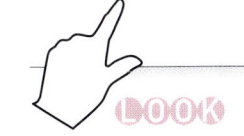

心臓は、電気の流れ、電気活動によりポンプとして作用する。

洞房結節で生じた電気は、心房→房室結節→心室（右脚・左脚）と流れていく。その電気活動の総和を体表から検出したものが心電図である。

正常心電図波形は主に、P 波、QRS 波、T 波から成る。

各々以下を反映する。

P：心房の興奮（収縮）（脱分極）
QRS：心室の興奮（収縮）（脱分極）
T：心室の回復（拡張）（再分極）

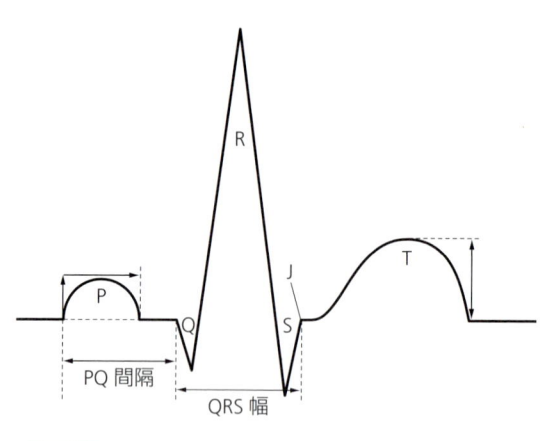

図1-2 心電図の基本形

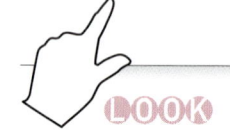

　原則的には、脱分極（電気的興奮）の時に心房や心室の収縮が生じ、再分極（電気的回復）の時に拡張が生じる。

　この電気的活動を通して、体表面の12の異なる方向から心臓を観察したものが標準12誘導心電図である。

　肢誘導は前頭面の電気方向を反映する。I 誘導は左向き、II 誘導は左下向き、III 誘導は右下向き、aVR 誘導は右上向き、aVL 誘導は左上向き、aVF 誘導は下向き **図1-3**。胸部誘導は水平面の電気方向を反映する **図1-4**。

　参考までに心電図の正常値の目安を以下に示しておく。後々参考にして頂きたいが、初めは細かい理屈は抜きにして、この正常波形をよく記憶する方が大事である。

JCOPY 498-03798

正常心電図

1) 洞調律：I, II, aVF で P 波が常に陽性
2) 心拍数 60-100/ 分
3) P：幅 3 mm 未満、高さ 2.5 mm 未満
4) PR（PQ）間隔：3-5 mm
5) QRS 幅：3 mm 未満
6) QT 間隔：QTc＝QT/√R-R が 0.36-0.44 秒
7) 平均電気軸 0±90°
8) 異常 Q なし（Q 幅＜1 mm、Q 深さ＜R の 1/4）
9) R 波の電位：I, II, III, aVF の R＜20 mm、aVL の R＜12 mm、V5, V6 の R＜26 mm
   SV1＋RV5 or RV6＜40 mm、RV1＜7 mm
10) V1：R/S＜1
11) T 波の高さ＜12 mm、その誘導の R の 1/10 以上
12) 陰性 T が見られても良い誘導：III, aVL, aVF, V1, 2（V3 女性）
    I, II は常に陽性
13) 肢誘導で≧1 mm、胸部誘導で≧2 mm の ST 上昇なし
14) U 波の高さ＜2 mm、陽性

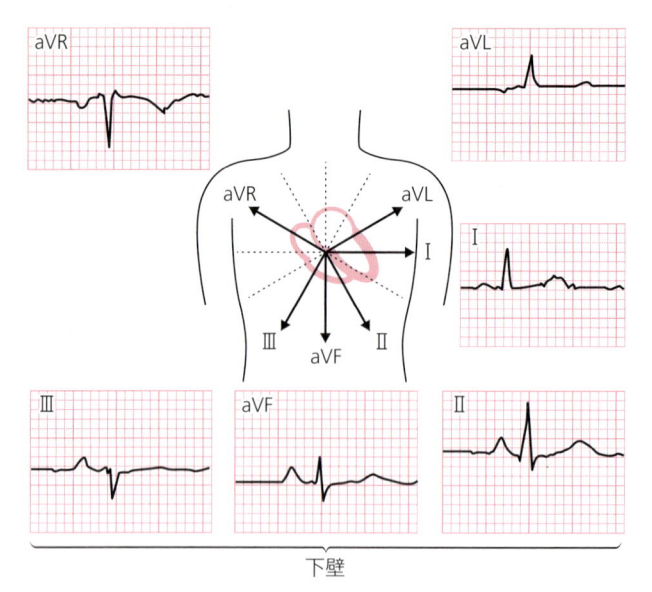

図1-3 四肢誘導

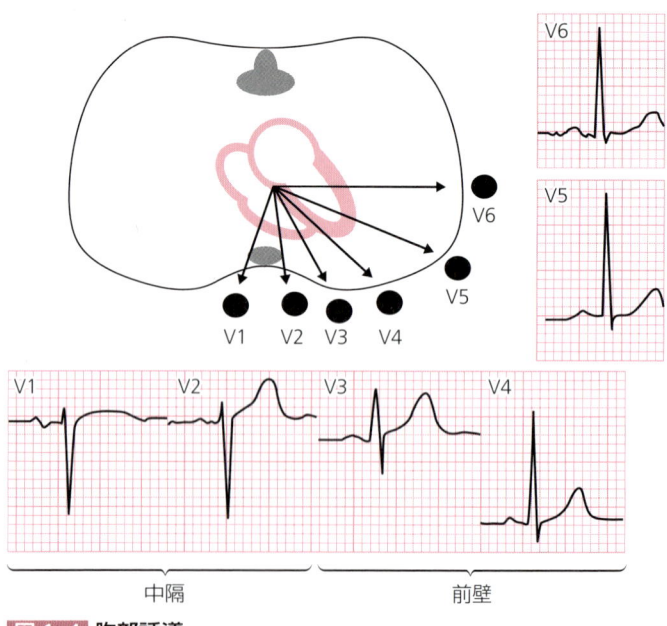

図1-4 胸部誘導

JCOPY 498-03798

　心電図読影の鍵は、正常波形との相違の認識である。つまり、正常波形が頭に入っていないと心電図は決して読めるようにならない。

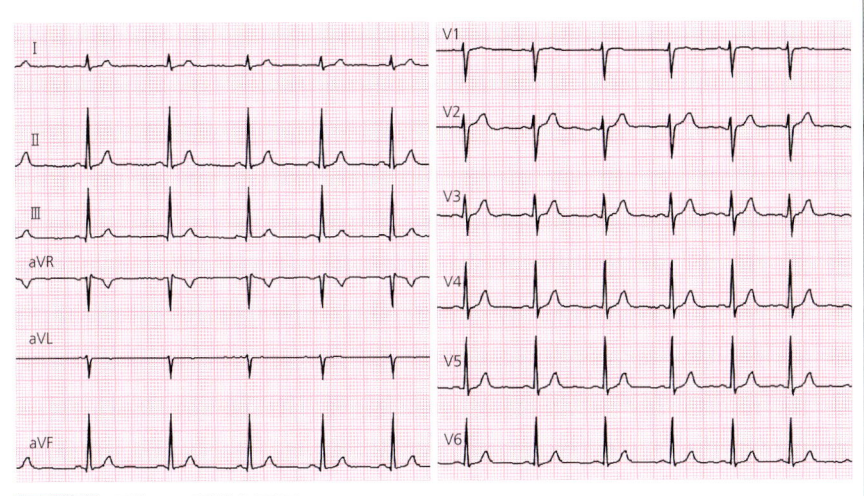

図 1-5　正常 12 誘導心電図

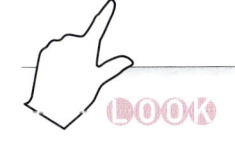

12 誘導心電図であれ、モニター心電図であれ、基本的な心電図評価手順は、

●心電図評価手順 ···
① リズム解析
② 波形解析

である。
リズム解析とは、「不整脈」の評価をすることである。
波形解析は、波形の評価、例えば ST 変化などが含まれる。

ベッドサイドモニターや、手動式除細動器のモニター画面のモニター心電図は通常 1 つの誘導のみであり、波形解析の精度に限界がある。基本的にはその目的はリズム解析に限定されていると考える。波形解析をしたい場合は、標準 12 誘導心電図を記録することが原則である。

　12 誘導心電図の場合、リズム解析は、主に II 誘導に着目すると良い。なぜなら、P 波が最もよく観察できるからである。

　リズム解析は、以下の順で進める。

● リズム解析手順

① 心拍数：速いか？ 遅いか？
② QRS 幅：広いか？ 狭いか？
③ RR 間隔：整か？ 不整か？
④ P 波：あるか？ ないか？ 形は？ 位置は？

　各項目を見ていこう。

JCOPY 498-03798

1 心拍数：速いか？ 遅いか？

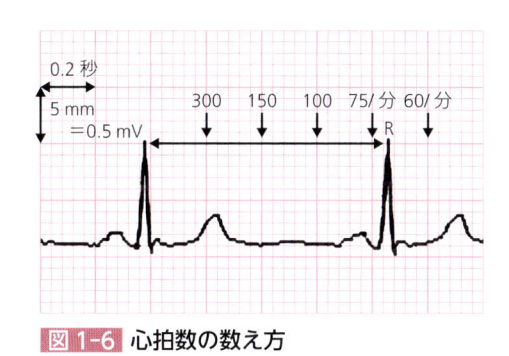

0.2 秒

5 mm
＝0.5 mV

300　150　100　75/ 分 60/ 分

R

図 1-6 心拍数の数え方

LOOK

　心電図から心拍数を把握するためには、QRS 波と QRS 波の間の太い線の数を数える。

1 本：300/ 分
2 本：150/ 分
3 本：100/ 分
4 本：75/ 分
5 本：60/ 分
6 本：50/ 分
7 本：43/ 分
　　　：

図はちょうど 4 本めを少し超えるので 75/ 分弱となる。

心拍数＝300÷○本め

としても良い。

　上の心電図なら、太い線 4 本なので、300÷4＝75/ 分となり、これを少々下回

る心拍数ということがわかる。正確な心拍数の数値を出さなくとも、「70/ 分くらい」という大まかな表現で構わない。

心拍数 100/ 分以上であれば「速い」、つまり「頻拍」と定義する。ただ、通常救急現場で遭遇する頻拍性不整脈は 120-130/ 分以上のことが多い。

心拍数 60/ 分未満であれば「遅い」、つまり「徐脈」と定義する。ただ、通常救急現場で遭遇する徐脈性不整脈は 50/ 分以下のことが多い。

細かく言えば、「速い」とは、「解釈」である。

「事実」は「心拍数 150/ 分」など心拍数＞100/ 分を示す定量的表現となる。

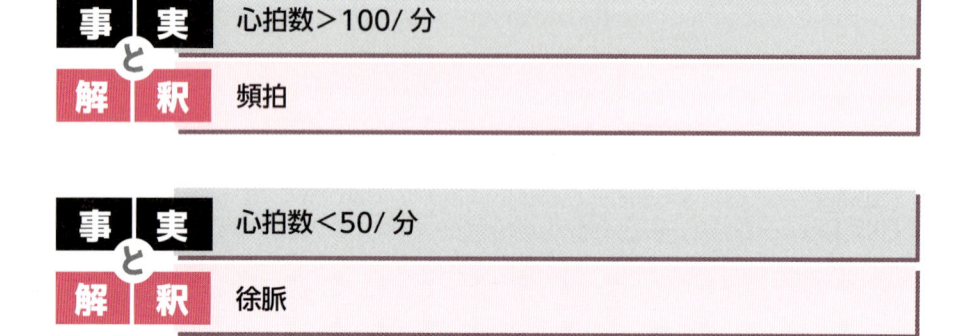

ただ、この本では、「速い」「遅い」の解釈は、比較的容易であり「事実」として扱うことにする。

JCOPY 498-03798

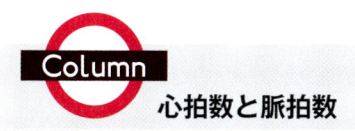

Column

心拍数と脈拍数

・頻拍と頻脈

心拍数は、心臓の拍動の回数、もしくは心臓（心室）の電気的活動の回数。つまり頻拍は、心拍数が速いということ。

脈拍数は、触知できる脈拍の回数。つまり、頻脈は触知できる脈拍が速いということ。

時に両者の乖離が起こる。

頻拍だが、頻脈でないことは、起こり得る。例えば、心拍数が速すぎる（心拍数 200/ 分）ことで、十分に脈拍数として触知することができない場合（脈拍数 80/ 分）などである。あるいは、洞調律＋心室性期外収縮の二段脈で心拍数 100/ 分だが、脈拍触知できるのは洞調律のみの 50/ 分、つまり脈拍数 50/ 分ということもある。

要するに、

頻拍は必ずしも頻脈ではない。→でも病的頻拍なら、対処を考慮することになる。

頻脈は必ず頻拍である。

したがって、頻拍は、臨床的には頻脈も包括した表現である。ゆえに頻拍性不整脈と表現する。

・徐拍と徐脈

徐拍とは心拍数が遅いということ。

徐脈とは脈拍数が遅いということ。

同様に両者の乖離が起こる。

徐脈だが、徐拍でないことは、起こり得る。

例えば、期外収縮の二段脈で心拍数が 80/ 分（徐拍でない）だが、脈拍触知できるのは洞調律のみの 40/ 分（徐脈）という場合である。

徐拍は必ず徐脈である。

徐拍は必ずしも徐拍ではないが、徐脈の症状兆候があれば、対処が必要である。

徐脈は、臨床的には徐拍を含んだ包括的概念である。ゆえに、徐脈性不整脈と表現する。（参考：Column　p.91）

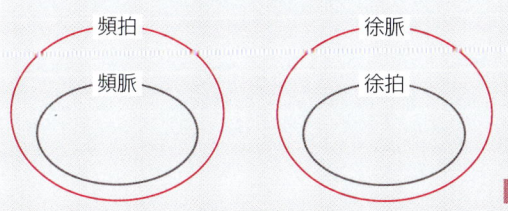

図1-7

2 QRS 幅：広いか？ 狭いか？

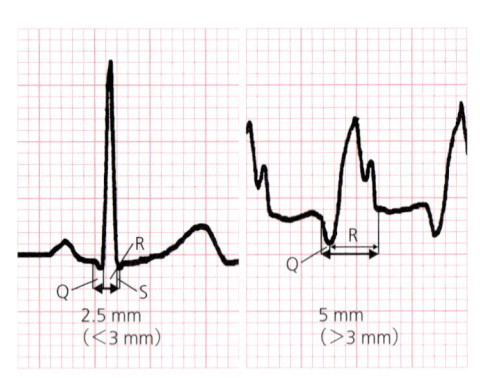

図 1-8 QRS 幅の測り方

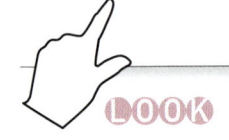

基本的には、QRS 波は文字どおり 3 つの波から形成される。

Q 波：QRS 波の初めの下向きの波形
R 波：それに続く上向きの波
S 波：最後の下向きの波

である。常にこの 3 つが揃っているわけではなく、いずれかが欠けることがしばしばある。

QRS 幅とは、Q 波の始まりから S 波の終わりまでの距離である。

3 mm 未満なら「狭い」とし、3 mm 以上なら「広い」とする。

細かく言えば、「広い」とは、「解釈」である。「事実」は「QRS 幅 5 mm」などと定量的に表現し、QRS 幅 3 mm 以上であることである。

JCOPY 498-03798

事 実	QRS 幅◯ mm（≧3 mm）
と 解 釈	幅が広い QRS

事 実	QRS 幅◯ mm（＜3 mm）
と 解 釈	幅が狭い QRS

　洞房結節から刺激が発生し、房室結節を経由し、心室の刺激伝導系を通じて流れれば、電気の流れは速やかであり、QRS 幅は狭い。

　一方、洞房結節から刺激が発生し、房室結節を経由するものの、刺激伝導系が途中で切れている場合 図1-10 （×印）は QRS 幅が広くなる。刺激伝導系の「線路」から脱線してしまい道無き道を電気が進むため、伝導速度が遅い、かつ回り道をしていくからである。左室への刺激伝導系が障害された左脚ブロック 図1-11 と、右室への刺激伝導系が障害された右脚ブロック 図1-12 の例を示す。各々 QRS 幅が広くなっていることがわかる。

　あるいは、心室の刺激伝導系以外の部位 図1-10 （星印）から刺激が発生する場合（心室性期外収縮や心室頻拍）も、刺激伝導系の「線路」の上を電気が走らない場合は、その速度は遅くなり QRS 幅は広くなる。

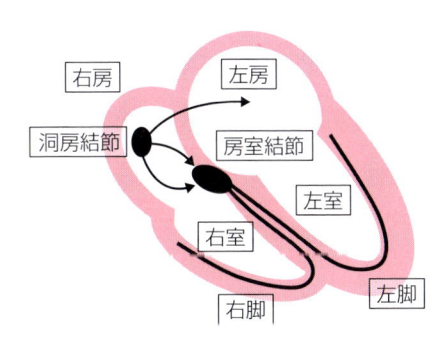

図1-9 狭い QRS 刺激伝導系

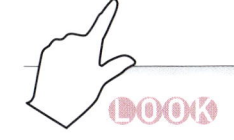

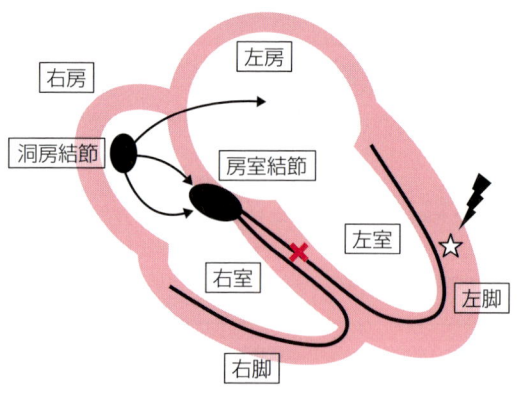

図 1-10 広い QRS 刺激伝導系

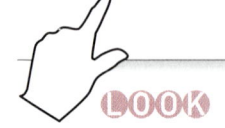

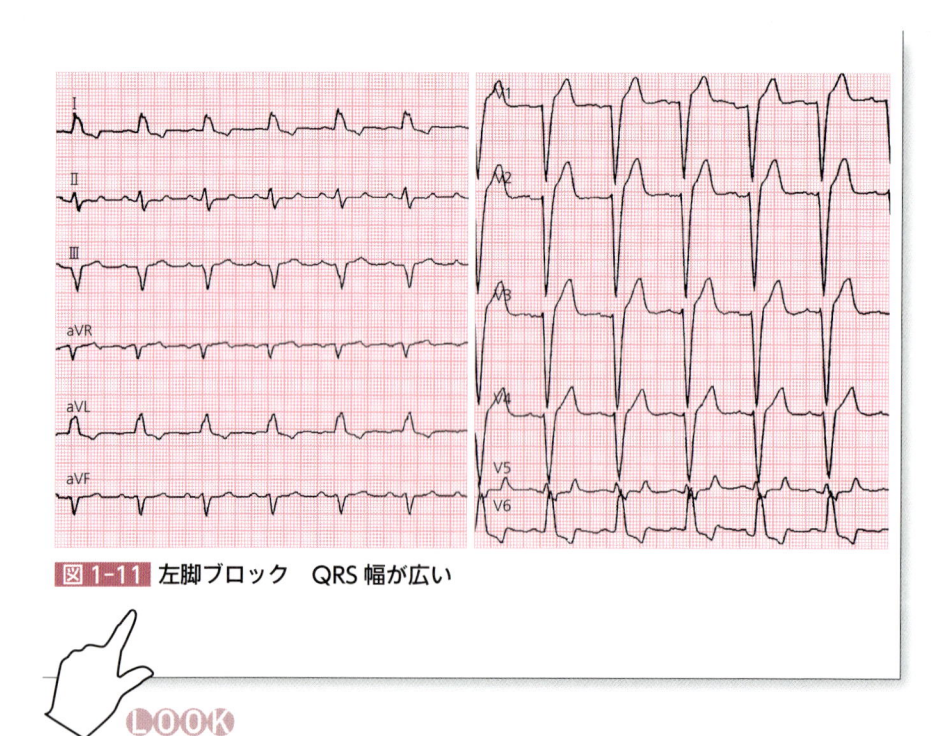

図 1-11 左脚ブロック　QRS 幅が広い

JCOPY 498-03798

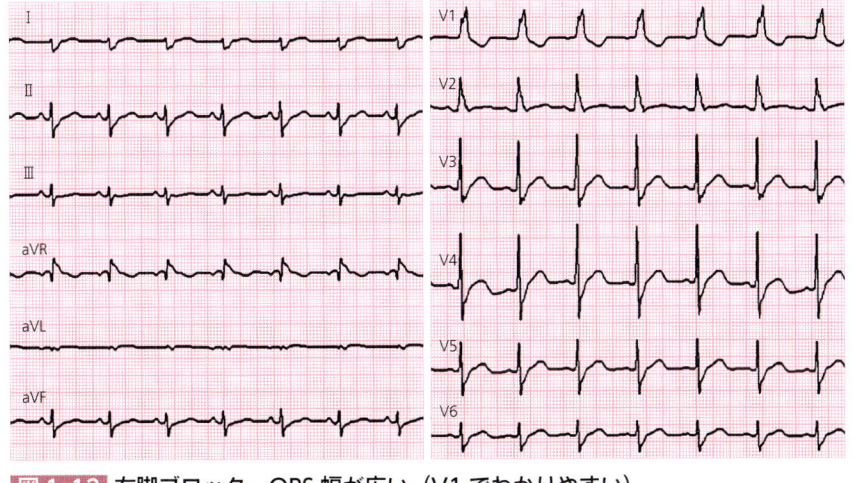

図 1-12 右脚ブロック　QRS 幅が広い（V1 でわかりやすい）

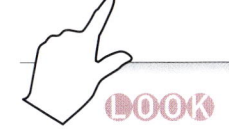

③ RR 間隔：整か？ 不整か？

　RR 間隔は通常、概ね整となる。呼吸の影響などで、わずかな揺らぎがあっても異常ではない。

　ディバイダーで測定することも時には必要になることもあるが、基本的にはざっくりと、整なのか、整でないのかの判断で良い。

事 と 実	RR 間隔が全て等しい
解 釈	RR 間隔整

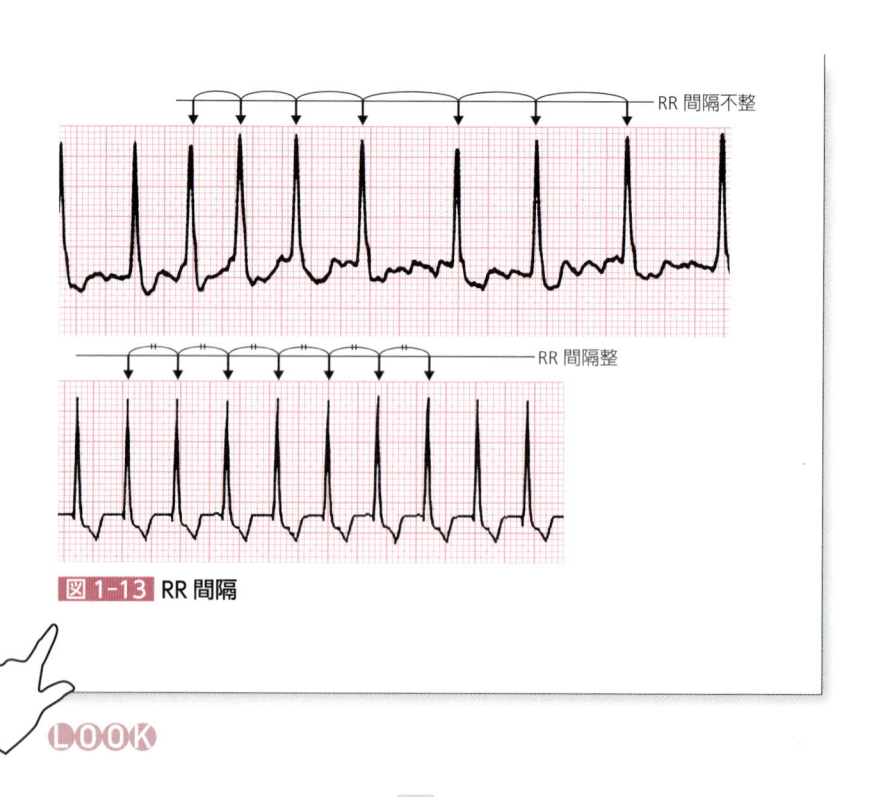

図 1-13 RR 間隔

LOOK

JCOPY 498-03798

4 P波：あるか？ ないか？ 形は？ 位置は？

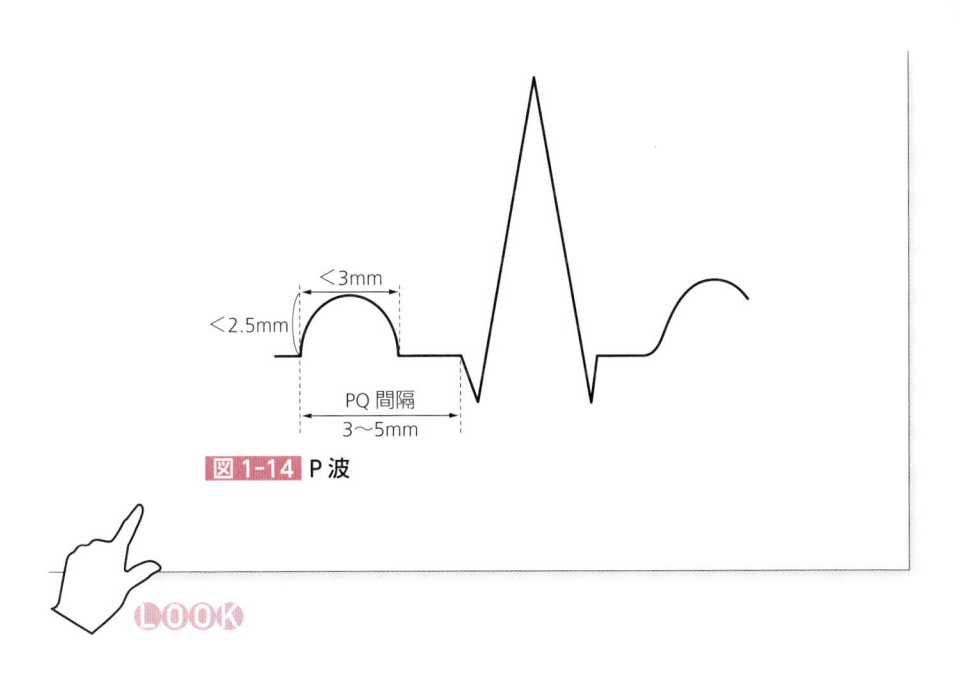

図1-14 P波

LOOK

　正常のP波、すなわち、洞結節から刺激が発生している正常洞調律のP波は、II誘導で上向きを呈している。高さは2.5 mm未満、幅は3 mm未満である。通常は再現性を持ってQRS波に先行している。P波開始点とQ波開始点の間の距離（PQ間隔）は、3-5 mmである。

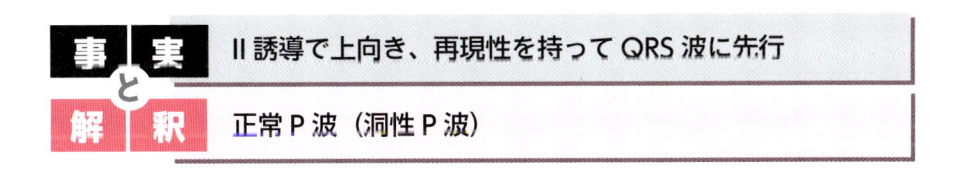

事 実	II誘導で上向き、再現性を持ってQRS波に先行
解 釈	正常P波（洞性P波）

※図 1-1, 1-3, 1-4, 1-9, 1-10 の初出は「布施 淳. はやわかり！ 心電図は何を見ているか？ Emergency Care. 2017 年 2 月号」です。

JCOPY 498-03798

―心電図より患者を診よ―

1 心停止の判断に心電図は不要

　救急外来。胸部不快感を訴える 60 歳男性が救急外来を受診。ベッドに横になって診察を待っていたところ、どうやら様子がおかしい。あなたがベッドサイドに駆けつけると、呼びかけに反応がない。

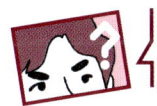 ## どう考え、どう行動するか？

　血圧測定？　心電図モニター装着？
　違う。
　まず行うべきは、いわゆる ABC の確認。つまり、気道（Airway）・呼吸（Breathing）・循環（Circulation）の確認である。

- 喘いだような呼吸をしている。正常な呼吸ではない。
- 頸動脈を触知できない。

　心停止である。
　周囲に簡潔に伝えるべく、即座に叫ぼう。細かい説明は、二の次。

キーワード 「心停止！」

　「心停止」という一言は、この先やるべきことが明確に凝縮されている「キーワード」である。図2-1 は、「心停止」に対する対応のアルゴリズムであり、通常の医療従事者であれば知っているはずのことである。「心停止」という一言を耳にしたチームメンバーたちは、このアルゴリズムに沿った行動を起こしてくれる。
　この中でも最重要事項は質の高い心肺蘇生術（CPR：cardiopulmonary

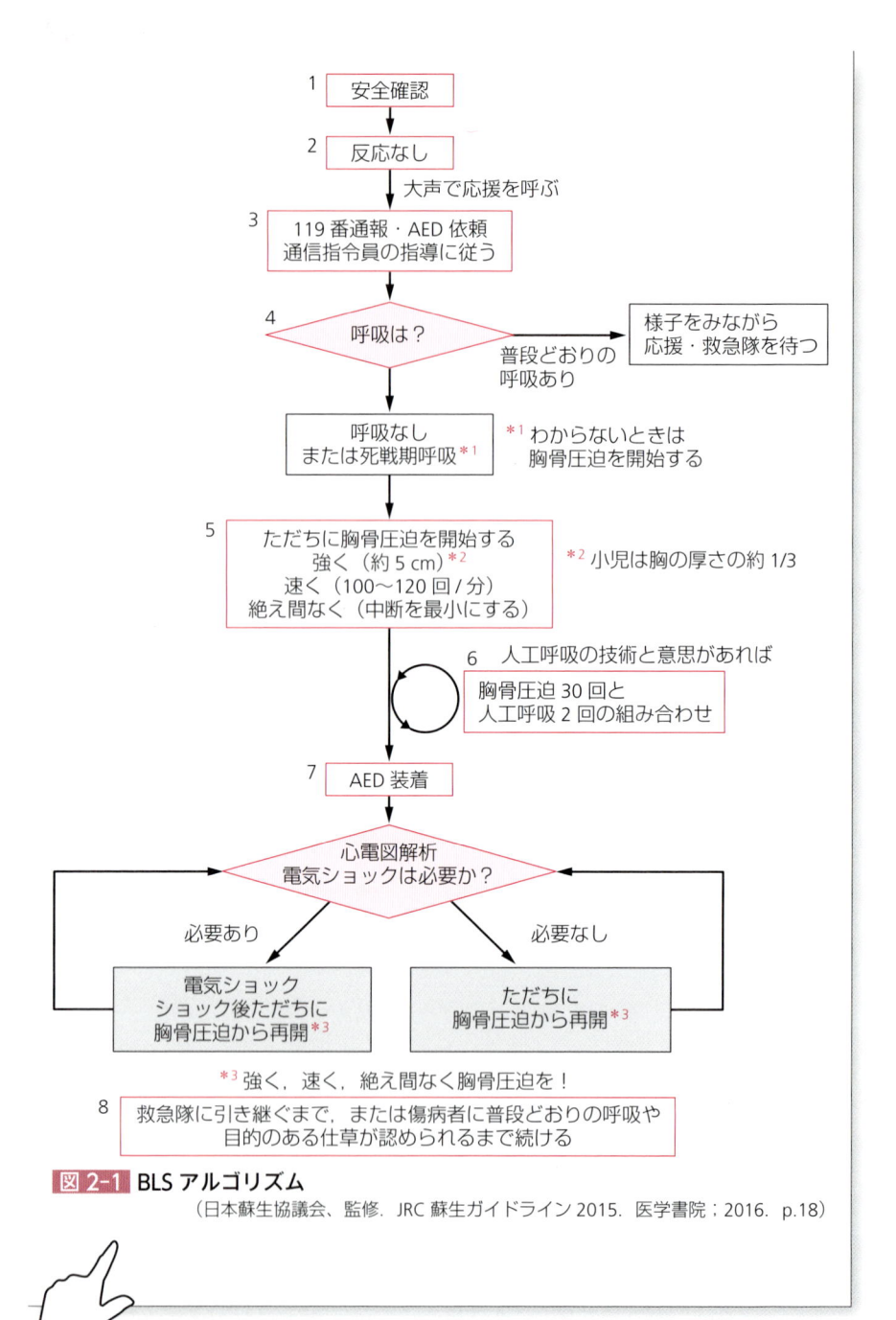

図 2-1 BLS アルゴリズム

（日本蘇生協議会、監修. JRC 蘇生ガイドライン 2015. 医学書院；2016. p.18）

JCOPY 498-03798

resuscitation）※である。並行して、救急対応システムの立ち上げ（コードブルーなど）、除細動器の要請を行う。

> ※質の高い心肺蘇生術（CPR）
> - 強く、速い胸骨圧迫
>   - 手の位置：胸骨下半分
>   - 深さ：5-6 cm
>   - 速さ：100-120/ 分
> - 胸骨圧迫の中断は最小限
> - 押した胸は完全に戻す
> - 過換気を避ける

　もう 1 つのポイントは、「**心停止の判断には心電図は不要**」ということである。この本は心電図の重要性を説く本であるが、実は心電図以上に大事なことは「**患者を診る**」ことである。

　心停止と判断し、一次心肺蘇生術（BLS：basic life support）を施行しつつ、その上で、心電図モニター波形に即した更なる対応（二次心肺蘇生術 ACLS：advanced cardiopulmoary life support）を施す。

　さて、この本では「事実」と「解釈」を意識しようというコンセプトが根底にある。心停止についてはどうだろうか。

事 実	反応なし、呼吸が正常でない、脈なし
解 釈	心停止

というフレームで捉えることができる。しかし、もう少し細かく見てみると、

- 呼びかけに反応がない。
  - →　比較的容易な判断で、限りなく「事実」に近い。

- 喘いだような呼吸をしている。正常な呼吸ではない（死戦期呼吸）。
  - →　正常とは異なるという「解釈」。

- 脈なし。頸動脈は触知できない。

→ 頸動脈触知というスキルは実は大変難しい。しかも 10 秒以内に施行せよという時間制限つきである。「触知できる」と断言できない時は「触知できない」と「解釈」しよう、ということである。つまりその判断は「事実」とは言い切れない。

- 心停止である。
  → したがって、(少なくとも一部は)「解釈」に基づいた「解釈」に過ぎない。

つまり、「**心停止**」は「**解釈**」であり「**事実**」とは限らないのである。「事実」でなくとも良いのである。「事実」でない可能性があるとはいえ「心停止」を疑う状況は、超緊急事態と考えて然るべきである。胸骨圧迫を中断することで生命予後が変わってしまう可能性のある、時間が勝負の超緊急事態においては、「解釈」を周囲に伝えても構わない。「事実」を追求している時間がないのだ。

　超緊急事態の際は、周囲に簡潔に伝えるべく、即座にこの「解釈」を叫ぼう。

キーワード 「心停止！」

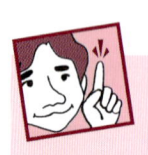

心停止のポイント

- ☑ 事実と解釈
  事実：呼びかけに反応がない
  解釈：呼吸が正常と異なる、脈が触れない
  解釈：心停止
- ☑ 超緊急事態は、「解釈」を優先して伝えて構わない
- ☑ 心停止の判断に、心電図は不要
- ☑ 周囲へのアラートは、一言「心停止！」(キーワード)
- ☑ 胸骨圧迫は、100-120 回 / 分、5-6 cm、絶え間なく、押した胸は完全に戻す

JCOPY 498-03798

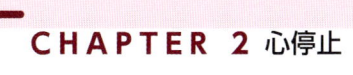

2 心停止の心電図波形

　心停止の判断には、心電図波形は不要であるが、心停止の治療においては心電図波形は必要になってくる。

　心停止には 4 つの波形がある。

1　心室細動　VF（ventricular fibrillation）
2　無脈性心室頻拍　無脈性 VT（ventricular tachycardia）
3　無脈性電気活動　PEA（pulseless electorical activity）
4　心静止　Asystole

　図2-2 のアルゴリズムのように、VF/ 無脈性 VT か否か、で対処が変わってくる。つまり、

　・VF/ 無脈性 VT →電気ショック適応
　・PEA/ 心静止→電気ショック適応なし

　この判断こそが、心停止における心電図の存在価値である。しつこいほど繰り返すが、心電図で心停止の判断はできない。

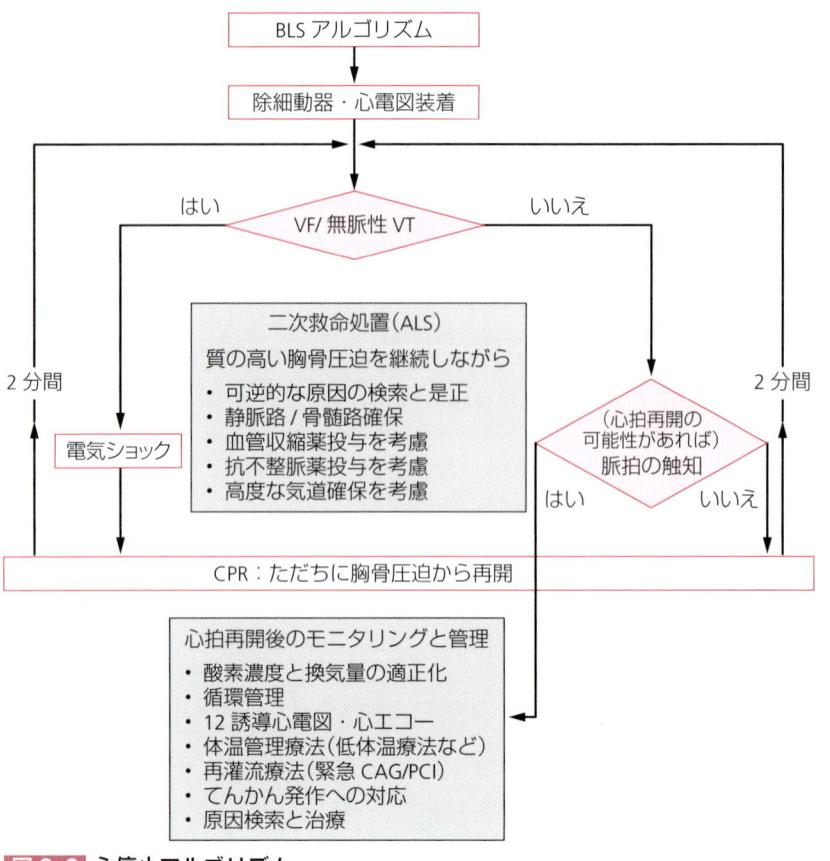

図 2-2 心停止アルゴリズム

（日本蘇生協議会、監修. JRC 蘇生ガイドライン 2015. 医学書院；2016. p.48）

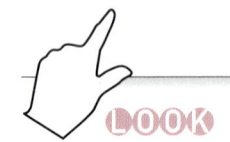

JCOPY 498-03798

1 心室細動
VF（ventricular fibrillation）

　胸部不快感を訴える 60 歳男性が救急外来で心停止に陥った。CPR を施行しつつ、心電図モニターを装着したところこのような波形を呈していた。

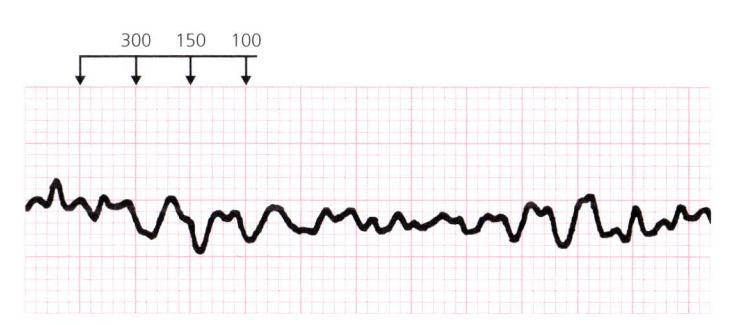

300　150　100

図 2-3 心電図モニター VF

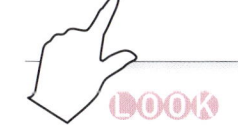

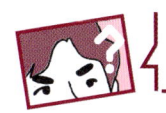 どう考え、どう行動するか？

　一見して、心室細動！　とわかる人も多いだろう。しかし、それはあなたの「解釈」である。ここではあえて丁寧に、リズム解析手順で評価してみよう。

●リズム解析手順
① 心拍数：速いか？ 遅いか？
② QRS 幅：広いか？ 狭いか？
③ RR 間隔：整か？ 不整か？
④ P 波：あるか？ ないか？ 形は？ 位置は？

① RR をあえて測定すると少なくとも大きなマス 1 個未満のところが多い。つまり電気的には、300/ 分以上
② 再現性のある QRS 波が認識できず、したがって、広いも狭いもわからない。
③ RR 間隔もわからない。
④ P 波もわからない。

このように、P 波はもちろん、QRS 波さえも認識できず、無秩序な電気活動（ぐじゃぐじゃ）な波形、これが、心室細動である。

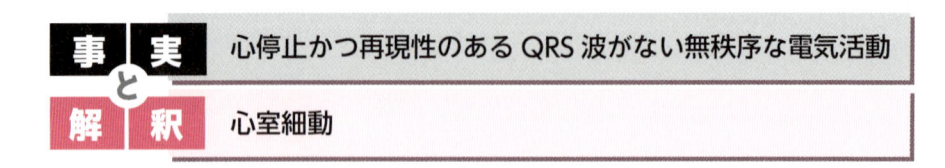

初期治療は質の高い CPR に加え、早期電気ショック（＝電気的除細動）である。

VF と「解釈」した時点で、周囲に簡潔に伝えるべく、即座に叫ぼう。

超緊急事態は、「解釈」で伝えて構わない。

キーワード 「VF！」

「VF」という一言は、この先やるべきことが明確に凝縮されている「キーワード」である。これを耳にしたチームメンバーたちは、すぐに理解してくれる。

図 2-2 のアルゴリズムのように、やるべきことは質の高い CPR に加えて、早期電気ショックということを。

JCOPY 498-03798

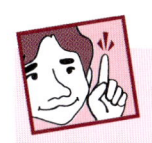

心室細動のポイント

☑ 事実と解釈
　事実：心停止かつ、無秩序な電気活動で、再現性のあ
　　　　る QRS 波がない
　解釈：VF
☑ 超緊急事態は、「解釈」を優先して伝えて構わない
☑ 「VF」は、治療方針を定めるキーワード
☑ 周囲へのアラートは、一言「VF！」
☑ VF の治療の最重要ポイントは、質の高い CPR と早期
　電気ショック

②無脈性心室頻拍
Pulseless VT、脈なし VT

　胸部不快感を訴える 60 歳男性が救急外来で心停止に陥った。CPR を施行しつつ、心電図モニターを装着したところこのような波形を呈していた。

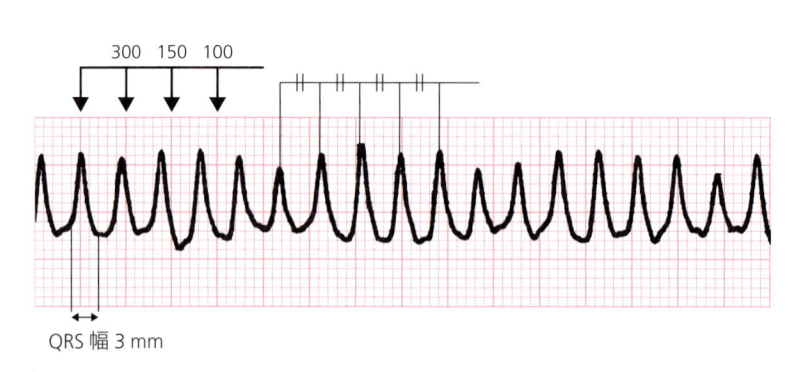

QRS 幅 3 mm

図 2-4 心電図モニター VT

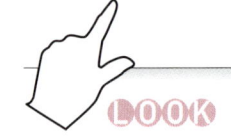

LOOK

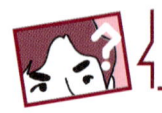 どう考え、どう行動するか？

● **リズム解析手順**
① 速い（RR 間隔太線 1 本、心拍数 300/ 分）
② 広い（QRS 幅 3 mm）
③ RR 整
④ P 波なし

JCOPY 498-03798

事実 と 解釈

事　実 心停止かつ QRS 幅の広い頻拍

解　釈 無脈性心室頻拍（脈なし VT）

　ここでは、この QRS 幅の広い頻拍を心室頻拍としてそのまま覚えてしまおう。詳しい解説は後ほど改めて触れる。

　初期治療は質の高い CPR に加え、早期電気ショックである **図2-2**。

　Pulseless VT と「解釈」した時点で、周囲に簡潔に伝えるべく、即座に叫ぼう。

　超緊急事態は、「解釈」で構わない。

キーワード 「脈なし VT！」

　「脈なし VT！」という一言は、この先やるべきことが明確に凝縮されている「キーワード」である。これを耳にしたチームメンバーたちは、すぐに理解してくれる。**図2-2** のアルゴリズムのように、やるべきことは質の高い CPR に加えて、早期電気ショックということを。

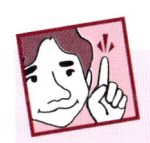

無脈性 VT のポイント

- ☑ 事実と解釈
  事実：心停止かつ、幅の広い QRS 波の頻拍
  解釈：脈なし VT
- ☑ 超緊急事態は、「解釈」を優先して伝えて構わない
- ☑ 「脈なし VT」は治療方針を定めるキーワード
- ☑ 周囲へのアラートは、一言「脈なし VT！」
- ☑ 脈なし VT の治療の最重要ポイントは、質の高い CPR と早期電気ショック

③ 無脈性電気活動
PEA (pulseless electorical activity)

　胸部不快感を訴える 60 歳男性が救急外来で心停止に陥った。CPR を施行しつつ、心電図モニターを装着したところこのような波形を呈していた。

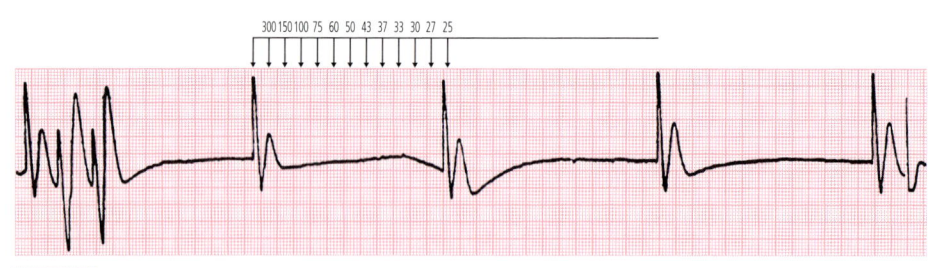

図 2-5 心電図モニター PEA

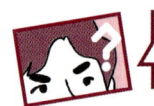 どう考え、どう行動するか？

● リズム解析手順
① 遅い（RR 間隔 12 mm、心拍数 25/ 分（300÷12 本目）
② 広い　QRS 幅 3 mm
③ 概ね整
④ P 波なし

　細かいことはさておき、VF や VT の波形とは異なることはわかるであろう。
　心停止かつ、VF, VT 以外の何らかの波形を認める場合、それを総称して PEA (pulseless electorical activity) 無脈性電気活動という。

JCOPY 498-03798

事と実　心停止かつ VF、VT 以外の何らかの波形

解と釈　PEA（pulseless electorical activity）無脈性電気活動

仮にこのような波形を呈していたら？

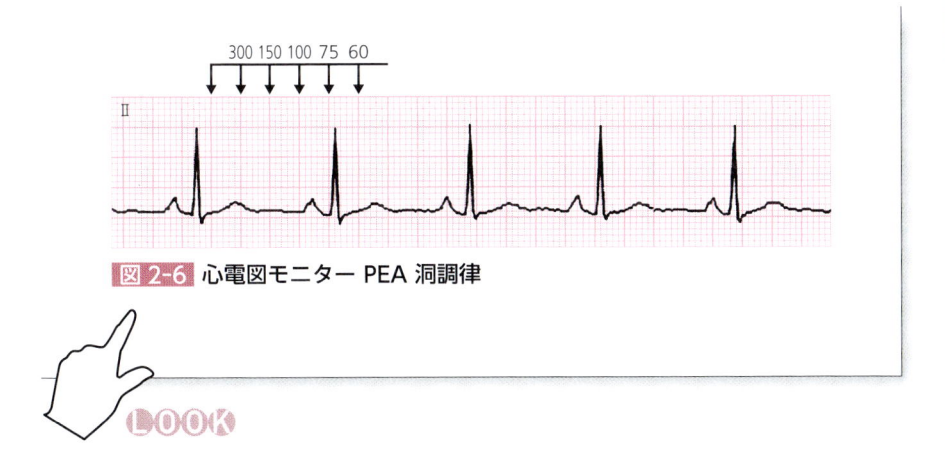

300 150 100 75 60

Ⅱ

図 2-6 心電図モニター PEA 洞調律

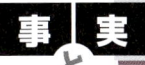

LOOK

　これも PEA である。

　心停止の状態で、かつ、心電図上 VF、VT 以外の何らかの波形を認める場合、全て PEA であり、一見綺麗な正常洞調律であっても、脈が触れなければ PEA である。

　PEA と「解釈」した時点で、周囲に簡潔に伝えるべく、即座に叫ぼう。

　超緊急事態は、「解釈」で伝えて構わない。

キーワード　「PEA！」

　「PEA！」という一言は、この先やるべきことが明確に凝縮されている「キーワード」である。これを耳にしたチームメンバーたちは、すぐに理解してくれる。

　図 2-2 のアルゴリズムのように、初期治療は、質の高い CPR に加え、アドレナリン 1 mg を静脈投与しつつ、可逆的な原因の検索と是正が必要なことを。

　PEA の治療で、重要なことは原因の検索と是正である。これを是正しないこと

には、質の高い胸骨圧迫を施しても、自己心拍再開は難しい。

よくある原因を記憶しておくフレームワークは Hs & Ts である。

Hs & Ts

Hypovolemia 循環血液量減少

Hypoxia 低酸素

Hydrogen ion/acidosis アシドーシス

Hyper-/Hypokalemia 高 / 低カリウム血症

Hypothermia 低体温

Hypoglycemia 低血糖

Toxins 毒物

Tamponade 心タンポナーデ

Tension pneumothorax 緊張性気胸

Thrombosis, coronary 血栓症（冠動脈）

Thrombosis, pulmonary 血栓症（肺動脈）

Trauma 外傷

これらは、ルーチンで全てチェックする習慣をつけておくと良い。

具体的には、以下でほとんど把握できる。

- **血液ガス、採血**：低酸素、アシドーシス、高 / 低カリウム血症、低血糖
- **エコー**：循環血液量減少、心タンポナーデ、緊張性気胸、血栓症（冠動脈）、血栓症（肺動脈）
- **身体所見**：緊張性気胸、低体温、外傷
- **問診**：薬物

つまり、病歴の情報を収集し、身体診察しつつ、採血、エコーを施行（用意）すれば良いのである。上級医が来るまでの間、できることをしておこう。

仮に、看護師であっても
- 血液ガスキットを用意しておく
- エコーの電源を立ち上げてベッドサイドに用意しておく
これだけで、駆けつけた医師はとても助かるだろう。

JCOPY 498-03798

「PEA」と叫ぶことで、それを耳にした周囲のチームメンバーが、「それならば採血、血液ガス、エコーが必要」とすぐに認識してくれる文化を作ろう。

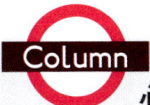

Column 心電図モニターが判断を惑わせる

心停止発見→ CPR 開始→モニター装着→ PEA 確認の順番であれば、判断が難しくないのだが、ICU などで心電図モニターを装着している患者が PEA になった場合は、判断が意外と難しい。

もともとモニター画面で洞調律の心電図波形を呈していた患者が、洞調律の心電図波形を呈したまま反応がなくなった場面を想像してみて欲しい。心電図波形が、情報としてのノイズとなり、心停止の判断を鈍らせる。

BLS 講習会でも如実にその傾向は見受けられる。ただ単にマネキンを相手に、胸骨圧迫が必要か否か心停止の判断をさせるのは容易だが、マネキンのそばに洞調律の波形が出ているモニター画面を置いただけで、心停止の判断を迷ってしまう受講生は少なくない。

モニターに惑わされず、原則は「患者を診る」である。

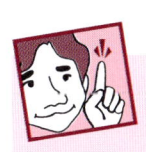

PEAのポイント

☑ 事実と解釈
事実：心停止かつ VF、VT 以外の何らかの波形
解釈：PEA（pulseless electrical activity）無脈性電気活動
☑ 超緊急事態は、「解釈」を優先して伝えて構わない
☑ 「PEA」は治療方針を定めるキーワード
☑ PEA の治療の最重要ポイントは、質の高い CPR と原因の検索と是正（Hs & Ts）
☑ モニターに惑わされず、原則は「患者を診る」
☑ Hs & Ts には、採血・血液ガス・エコー・身体所見・問診

4 心静止
Asystole

入院中の 80 歳男性が心停止で発見された。CPR を施行しつつ、心電図モニターを装着したところこのような波形を呈していた。

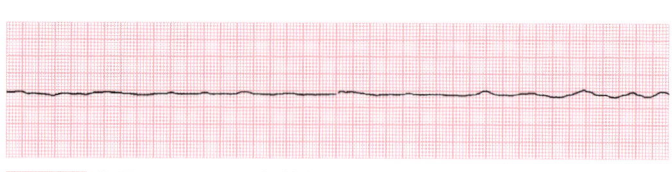

図 2-7 心電図モニター 心静止

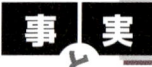

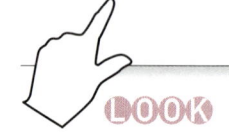 どう考え、どう行動するか？

●リズム解析手順
① 遅い（そもそも QRS がない、心拍数 0/ 分）
② QRS 波なし
③ QRS 波なし
④ P 波なし

事 実	一切の波形がない、フラット
と	
解 釈	心静止

フラットラインである。まずは、心電図モニターの設定が適切か否か確認、具

体的には、

- 感度が 1 倍（以上）であること
- 誘導が II 誘導であること
- リードが外れていないか

を確認する。

　これらを確認した上で、やはりフラットラインであれば、それは心静止である。
　初期治療は、PEA と同様に、質の高い CPR に加え、アドレナリン 1 mg 静脈
投与、そして原因の検索と是正である。よくある原因を記憶しておくフレーム
ワークも PEA と同様、Hs & Ts（p.30）である。
　心静止と「解釈」した時点で、周囲に簡潔に伝えるべく、即座に叫ぼう。

キーワード 「心静止！」

　「心静止！」という一言は、この先やるべきことが明確に凝縮されている「キー
ワード」である。これを耳にしたチームメンバーたちは、すぐに理解してくれる。
図 2-2 のアルゴリズムのように、やるべきことは質の高い CPR に加えて、原因
検索と是正である。周囲のチームメンバーは、「それならば血液ガス、エコー、情
報収集が必要」とすぐに認識してくれるはずである。
　ただし、一般的には心静止の救命率は低く、DNAR（Do not attempt resus-
citation）の意思の有無を確認したり、蘇生中止の検討をする必要もある。

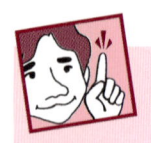

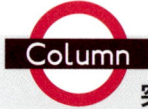

心静止のポイント

- ☑ 事実と解釈
  事実：一切の波形がない、フラット
  解釈：心静止
- ☑ 超緊急事態は、「解釈」を優先して伝えて構わない
- ☑ 「心静止」は治療方針を定めるキーワード
- ☑ 心静止の治療の最重要ポイントは、質の高い CPR と原因の検索と是正（Hs & Ts）
- ☑ DNAR の確認、治療中止のタイミング
- ☑ Hs & Ts には、採血・血液ガス・エコー・身体所見・問診

Column

突然の心静止

　心静止は多くの場合は VF や PEA から移行した病態の終末像である。しかしながら、稀に自己循環を有する状態から突然心静止に至ることがあり、過度な迷走神経刺激が原因と考えられている。私も PCI（カテーテル治療）中に 2 例ほど経験したことがある。一度は、ガイドカテーテルを左冠動脈主幹部に挿入した瞬間。一度は、やはり左冠動脈主幹部近傍でガイドワイヤー操作をしていた時。

　いずれも全く安定している待期的 PCI であり、無症状の洞調律だったが突如心静止になった。モニタリングしていた 12 誘導心電図が突然全誘導でフラットになり、リードがはずれたかと思ったが、患者は呼びかけに反応せず、痙攣し、白目をむいた。いずれも左冠動脈主幹部に解離などの冠動脈損傷を起こしたかと思い大変焦ったが、胸骨圧迫を始め、10 数秒位したところで自己心拍が再開。その後全く元通りに回復し、造影上も左冠動脈主幹部に損傷はなかった。その後、何事もなかったかのように PCI を行い、無事終了した。

　左冠動脈主幹部付近には、強い迷走神経刺激を及ぼすツボでもあるのかな（笑）と感じざるをえない出来事であった。

JCOPY 498-03798

1 不安定頻拍

　救急外来。胸部不快感を訴える 50 歳男性が救急外来を受診。

　意識朦朧、顔色は悪く、冷や汗をかいており、表情は苦悶様。末梢冷感あり。

　バイタルサインを測定したところ、血圧 70/40 mmHg、脈拍 170/ 分、呼吸数 24 回 / 分、SpO₂ 92%。12 誘導心電図を記録した。

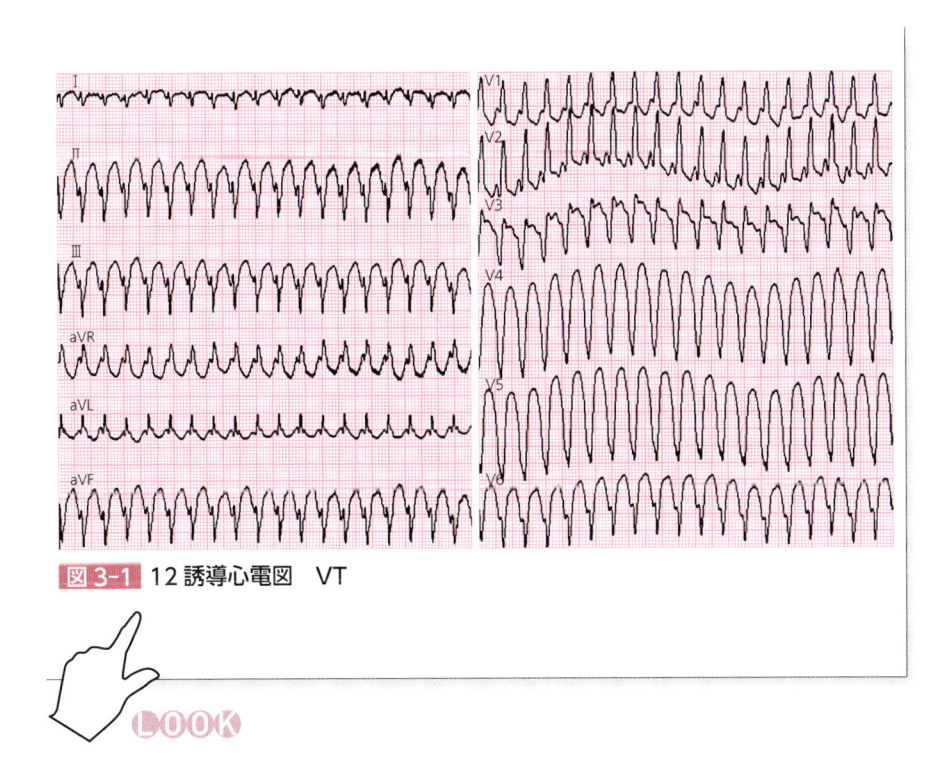

図 3-1 12 誘導心電図　VT

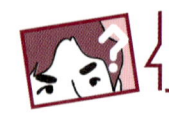

どう考え、どう行動するか？

　12誘導心電図にアレルギー反応を示してしまう人もいるだろう。怖がらずに、**まずはⅡ誘導に着目**する癖をつけよう。

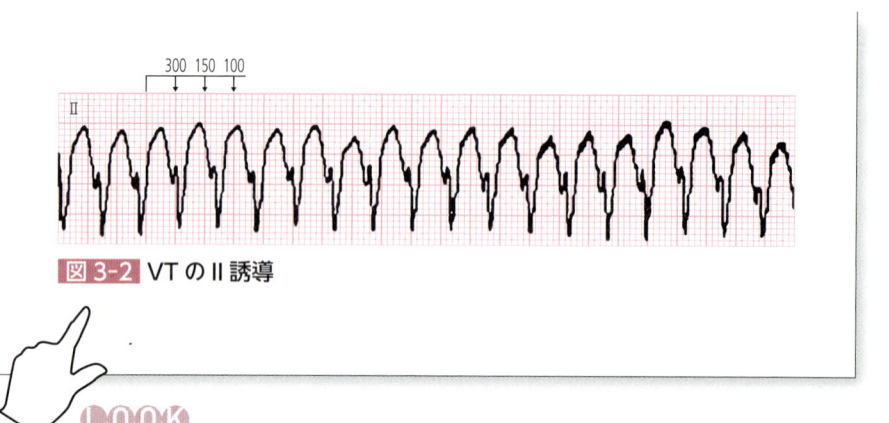

図3-2 VTのⅡ誘導

LOOK

　頻拍であり、QRS幅は広い（>3 mm）。波形はあまり良い形ではなさそうだが、細かい心電図波形にはまずはこだわらなくて良い。「QRS幅が広い頻拍」、このくらいの把握で良い。**この患者を対応する者として認識すべき最も重要なことは、患者の状態が悪いことである**（意識朦朧、顔色不良、冷や汗、苦悶様、血圧70/40 mmHg、呼吸数24回/分、SpO₂ 92%）。**重篤な症状、徴候、つまり、低血圧や意識障害、ショックの徴候などを認め、かつそれが頻拍が直接の原因と考えられる時、その頻拍を「不安定頻拍」という。**

　重篤な症状、徴候は一部「解釈」が混じっている可能性はあり、それを元に、「不安定頻拍」と「解釈」する。つまり「解釈」を元にした「解釈」とした場合、「事実」ではない可能性はあるが、緊急事態でもあり、問題ない。

JCOPY 498-03798

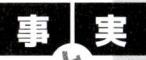

事　実	頻拍（170/ 分）、低血圧、意識障害、ショック徴候
解　釈	不安定頻拍

不安定頻拍の治療は一択、「同期電気ショック」である 図 3-3 。

エネルギー設定は、100 J（ジュール）から、と覚えておけば良い。

したがって、不安定頻拍と「解釈」した時点で、周囲に簡潔に伝えるべく、即座に叫ぼう。

キーワード 「不安定頻拍！」

「不安定頻拍！」という一言は、この先やるべきことが明確に凝縮されている「キーワード」である。これを耳にしたチームメンバーたちは、すぐに理解してくれる。やるべきことは同期電気ショックだ、と。その言葉を聞くだけで手動式除細動器を用意してくれるはずだ。

あなたが患者の側に一人しかおらず、電話で医師や上級医を要請する必要がある場合も、「不安定頻拍！」というキーワードを最優先に伝えよう。

電話での推奨伝達方法

「50 歳男性、不安定頻拍です。
同期電気ショックが必要です」

上級医の到着を待っている間に除細動器をベッドサイドに用意しておこう。やってきた彼らに、気がきくね！　って褒められるにちがいない。12 誘導心電図を詳細に読まなくても、患者をよく診ていれば、チーム医療に十分に貢献できる。

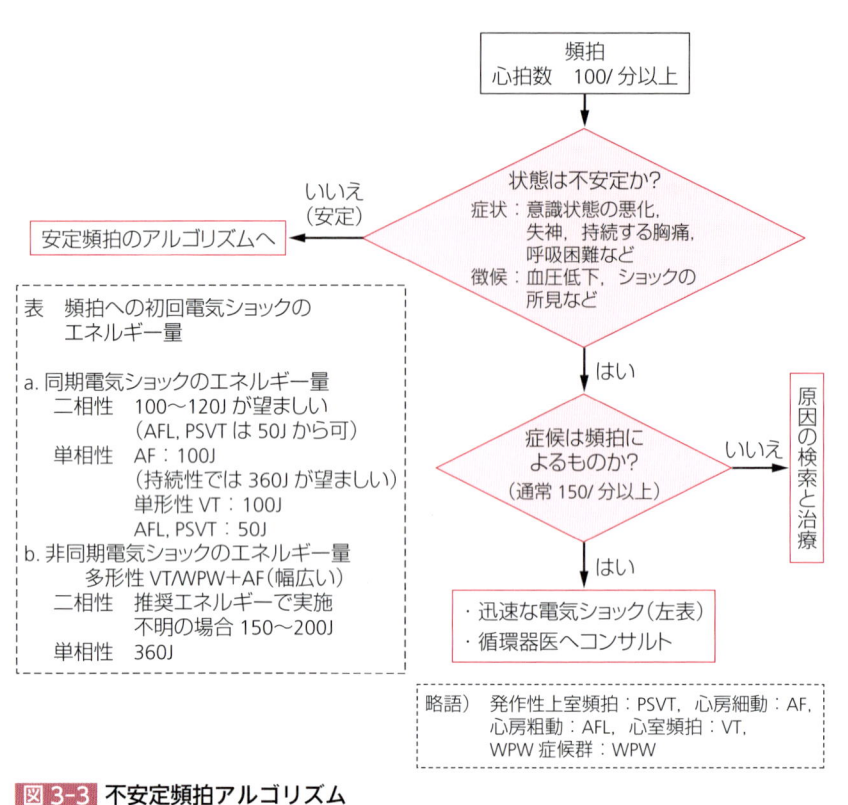

図 3-3 不安定頻拍アルゴリズム
（日本蘇生協議会、監修. JRC 蘇生ガイドライン 2015. 医学書院；2016. p.94）

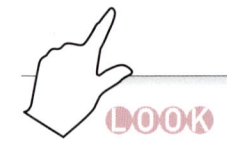

　ところで、この胸部不快感を訴える 50 歳男性が、仮に、心電図がこのような波形であった場合、治療法は変わるだろうか？

JCOPY 498-03798

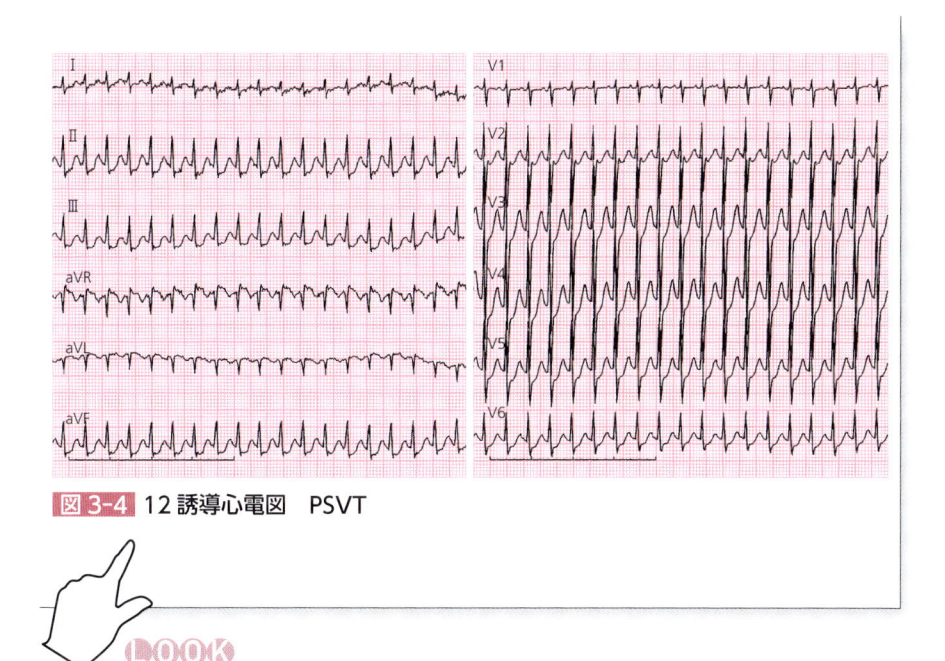

図3-4 12誘導心電図 PSVT

LOOK

答えは……「変わらない」。迷わず叫ぼう。

キーワード 「不安定頻拍！」

先の心電図は「QRS幅の広い頻拍」、VTを疑う心電図であった。この心電図は、「QRS幅が狭い頻拍」、PSVTを疑う心電図である（わからない人は、ここではスルーしましょう）。しかし、**不安定頻拍の治療アルゴリズムにおいて、その波形の種類は問わない。**

即座の治療介入が必要な「**不安定頻拍**」の診断には、細かな**不整脈診断は不要**なのである。必要なことは「頻拍（>100/分）」という事実と、患者を診て、不安定な要素の有無を確認することである。

そして、不安定ならやるべきことは同期電気ショックである。

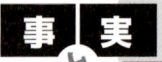

事 実	頻拍（170/分）、低血圧、意識障害、ショック徴候
解 釈	不安定頻拍

電話での推奨伝達方法

「50 歳男性、不安定頻拍です。
同期電気ショックが必要です」

　上級医の到着を待っている間に除細動器をベッドサイドに用意しておこう。

　時に、重篤な症状、兆候を呈していても、それが頻拍が原因ではなく、逆に基礎となる病状が悪化し二次的に頻拍となっている場合がある。例えば、40 度の発熱の肺炎を患った高齢者が低酸素で、血圧 70/40mmHg、心拍数 130/分の洞性頻拍を呈しているような状態である。皆様もよく遭遇したことがあるような患者である。そのような場合は、心電図は洞性頻拍である場合が多い。頻拍性心房細動の場合もある。このようなケースでは、治療は同期電気ショックではなく、基礎となる病状、この例なら肺炎、低酸素の治療がまず行うべきこととなる。

JCOPY 498-03798

Column　なぜ同期電気ショックか？

　なぜ、「不安定頻拍」の治療は同期電気ショックなのだろうか。抗不整脈薬は使用してはいけないのだろうか？

　不安定頻拍には抗不整脈薬は禁忌と覚えておこう。多くの抗不整脈薬は陰性変力作用（心臓のポンプ力を弱める作用）を有している。不安定頻拍を呈している患者の心臓は心機能が低下していることが多い。そうでなくとも、状態が悪く、不安定な患者に陰性変力作用の薬物を投与し心臓を弱めると何が起こり得るか想像してほしい。

　一層心機能が低下したり、血圧が低下したりする懸念がある。しかも、一旦そのような副作用が出現してしまっても取り消すことはできず、しばらくは薬物の効果が持続してしまう。取り返しのつかないこと、リカバリーが効かない事態に陥りかねない。反面、同期電気ショックは、物騒なイメージがあるかもしれないが、即効性があり、効果も高く、遷延するような副作用もない。不安定な患者には理想的な治療方法なのである。

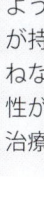
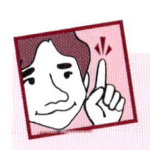

心停止のポイント

- ☑ 事実と解釈
  事実：頻拍、低血圧、意識障害、ショック徴候など重篤な症状兆候
  解釈：不安定頻拍
- ☑ 緊急事態は、「解釈」を優先して伝えて構わない
- ☑ 不安定頻拍は、頻拍が重篤な症状徴候の直接の原因になっている
- ☑ 不安定頻拍治療は、一択。同期電気ショック、100Jで開始
- ☑ 不安定頻拍の判断には、詳細な心電図波形の解析は不要である

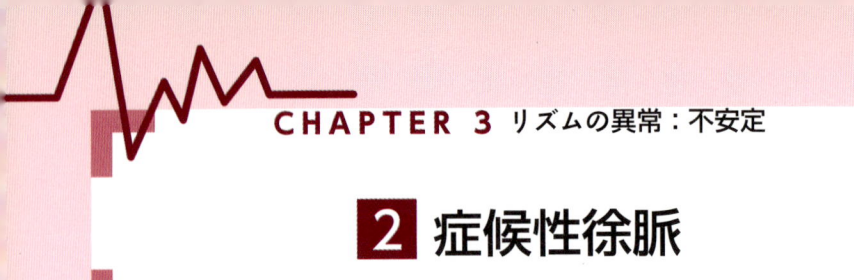

2 症候性徐脈

救急外来。胸部不快感を訴える 50 歳男性が救急外来を受診。

意識朦朧、顔色は悪く、冷や汗をかいており、表情は苦悶様。

バイタルサインを測定したところ、血圧 70/40 mmHg、脈拍 30/ 分、呼吸数 24 回 / 分、SpO$_2$ 93％。12 誘導心電図を記録した。

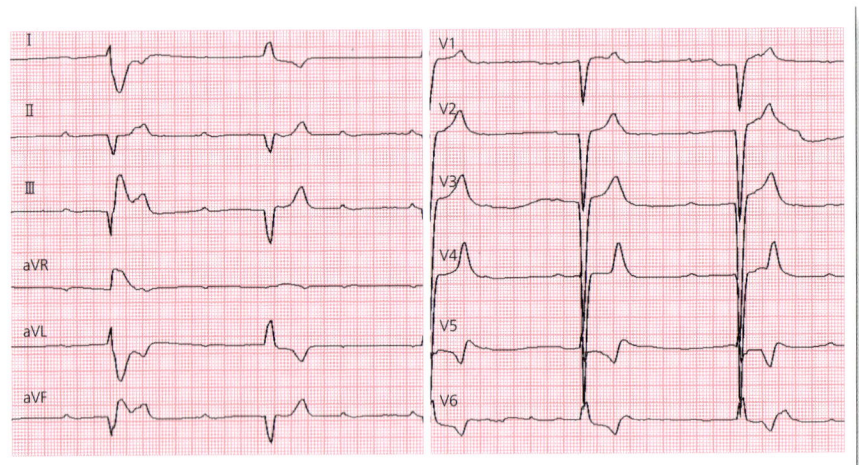

図 3-5 12 誘導心電図

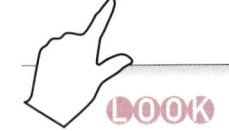

JCOPY 498-03798

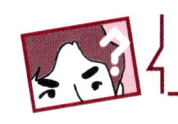

どう考え、どう行動するか？

12 誘導心電図が苦手でも大丈夫。怖がらずに、**まずはⅡ誘導に着目**する癖をつけよう。

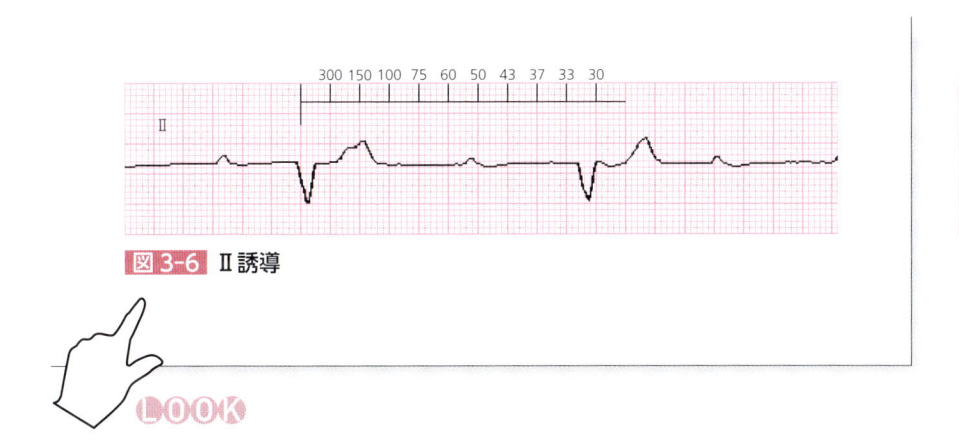

図 3-6 Ⅱ誘導

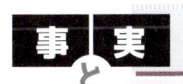

　心電図波形は、RR の間に大きいマス 10 個くらいあり、心拍数 30/ 分ほどだろうか。細かい波形の形はさておき、心電図はとりあえず徐脈である、というくらいの認識で良い。それよりも、**この患者を対応する者として認識すべき最も重要なことは、患者の状態が悪いことである**（意識朦朧、顔色不良、冷や汗、苦悶様、血圧 70/40 mmHg、脈拍 30/ 分、呼吸数 24 回 / 分、SpO_2 93%）。**重篤な症状、徴候、つまり、低血圧や意識障害、ショックの徴候などを認め、かつそれが徐脈が直接の原因と考えられる時、その徐脈を「症候性徐脈」という。**

　重篤な症状、徴候は一部「解釈」が混じっている可能性はあり、それを元に、「症候性徐脈」と「解釈」する。つまり「解釈」を元にした「解釈」とした場合、「事実」ではない可能性はあるが、緊急事態でもあり、問題ない。

事実	徐脈（心拍数 30/ 分）、低血圧、意識障害、ショック徴候
解釈	症候性徐脈

「症候性徐脈」の治療の第一選択は、アトロピン 0.5 mg 静脈投与である。第二選択で、経皮ペーシング、カテコールアミン（ドパミンあるいはアドレナリン）である。

　したがって、症候性徐脈と「解釈」した時点で、周囲に簡潔に伝えるべく、即座に叫ぼう。

キーワード 「症候性徐脈！」

　「症候性徐脈！」という一言は、この先やるべきことが明確に凝縮されている「キーワード」である。これを耳にしたチームメンバーたちは、すぐに理解してくれる。即座の治療介入が必要で、やるべきことはアトロピン 0.5 mg 静脈投与ということを。その言葉を聞くだけでアトロピンと、二次治療の経皮ペーシング付き手動式除細動器、カテコールアミンを用意してくれるはずだ。

　あなたが患者の側に一人しかおらず、電話で医師や上級医を要請する必要がある場合も、「症候性徐脈！」というキーワードを最優先に伝えよう。

電話での推奨伝達方法

「50 歳男性、症候性徐脈です。早急な治療が必要です」

　到着を待っている間ににアトロピンやカテコールアミン、そして経皮ペーシング付き除細動器をベッドサイドに用意しておこう。気がきくね！　って褒められるにちがいない。12 誘導心電図を詳細に読まなくても、患者をよく診ていれば、チーム医療に十分に貢献できる。

JCOPY 498-03798

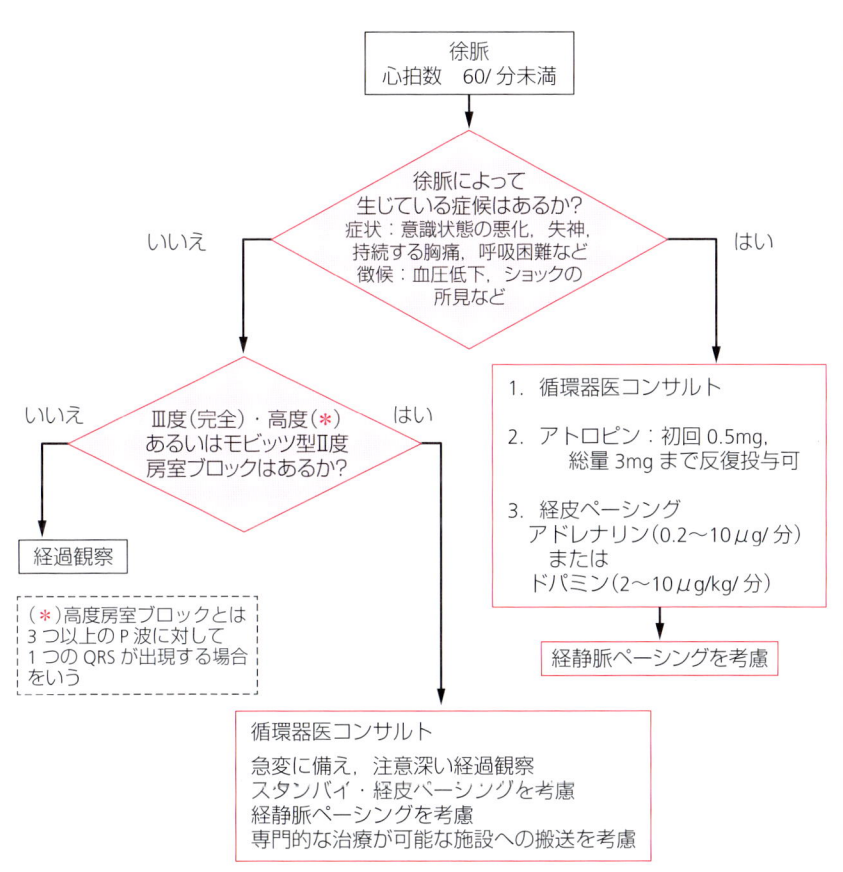

図 3-7 徐脈アルゴリズム

（日本蘇生協議会、監修. JRC 蘇生ガイドライン 2015. 医学書院；2016. p.93）

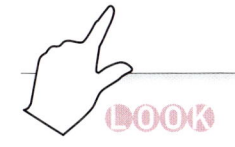

ところで、仮に、この時心電図がこのような波形であった場合、治療法は変わるだろうか？

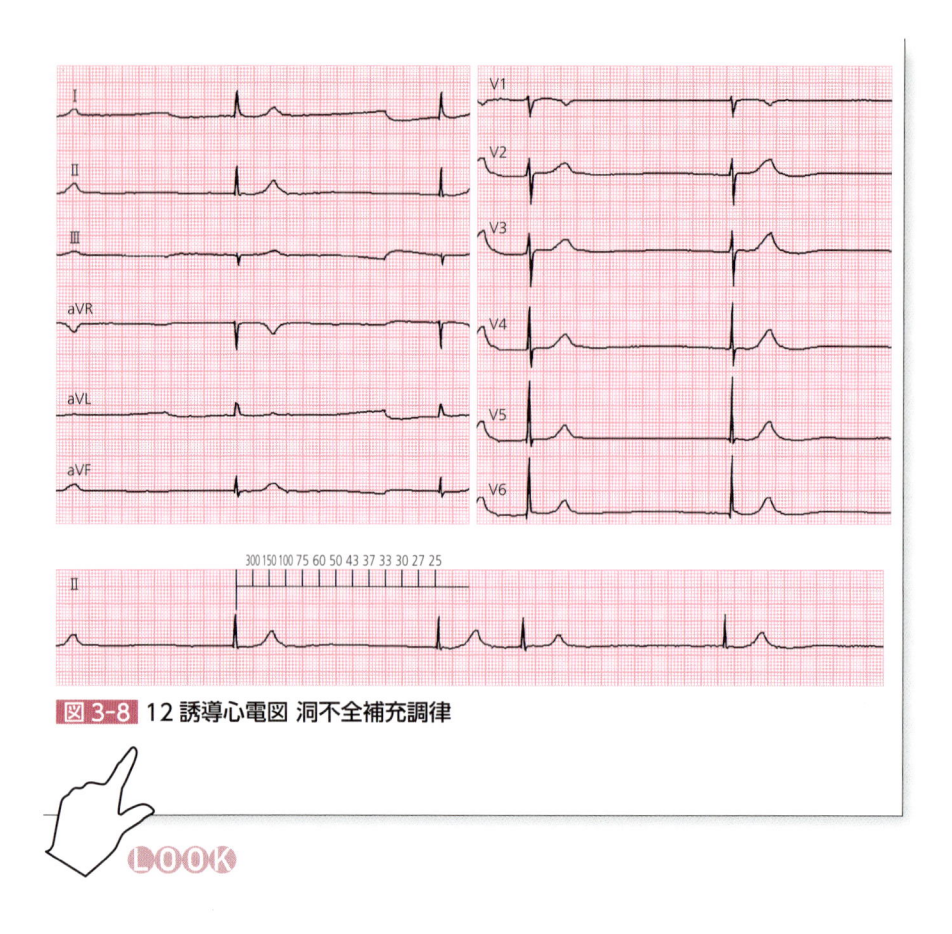

図 3-8 12 誘導心電図 洞不全補充調律

LOOK

答えは、変わらない。迷わず叫ぼう。

キーワード 「症候性徐脈！」

　先の心電図は QRS 幅が広い。一方、この心電図は、QRS 幅が狭い。補充調律の出所が異なる（わからない人はスルーしても構わない）。しかし、そんな細かい所見はわからなくても構わない。「症候性徐脈」の治療アルゴリズムにおいて、その波形の種類は問わない。

　即座の治療介入が必要な「症候性徐脈」の診断には、細かな不整脈診断は不要なのである。必要なことは「徐脈（＜50/分）」という事実と、患者を診て、重篤な症状兆候の有無を確認することである。

JCOPY 498-03798

そして、やるべきことはまずはアトロピン 0.5 mg 静脈投与である。

事 実	徐脈（心拍数 25/ 分）、低血圧、意識障害、ショック徴候
解 釈	症候性徐脈

電話での推奨伝達方法

「50 歳男性、症候性徐脈です。
早急な治療が必要です」

　症候性徐脈の治療はアトロピン 0.5 mg 静注。二次治療の 1 つは経皮ペーシング。通常、手動式除細動器に経皮ペーシング機能が付いている 図 3-9。ぜひ、自分の職場の身近にある除細動器に経皮ペーシング機能が付いているのか否か確認してみよう。そして、使い方も確認しておこう。

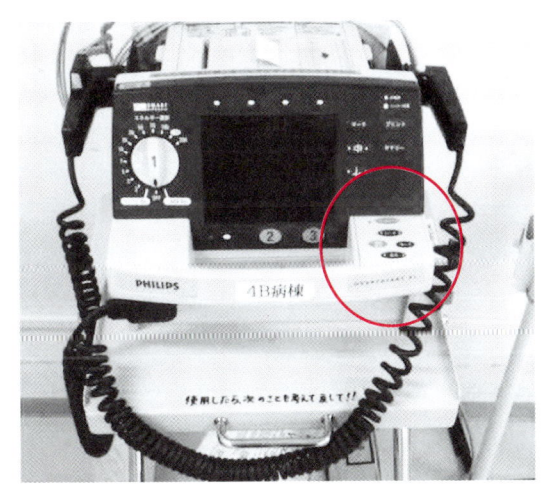

図 3-9 除細動器の経皮ペーシングの操作ボタン位置

二次治療に、カテコールアミンも含まれる。一つは、ドパミン。これは、シリンジポンプ用製剤になっており扱いが簡便。5 μg/kg/ 分、つまりシリンジポンプで概ね 5 mL/ 時ほどから開始すればよいだろう。アドレナリンを使う場合は、1 mg を 500 mL の生食ボトルに混注し、60～300 mL/ 時の速度を目安に調整すればよい。

　循環器医はプロタノールを使うケースが多いかもしれない。プロタノールを使うことは、間違いではないが、注意点がある。血管拡張作用により血圧が下がる可能性があること、アドレナリンやドパミンよりも救急カートに入っていない可能性が高いことである。

徐脈の治療薬の具体的使用方法
- アトロピン
  0.5～1 mg/3～5 分毎
  極量 0.04 mg/kg（3 mg）
- ドパミン
  2～10 μg/kg/ 分
  シリンジポンプ用製剤で 2～10 mL/ 時
- アドレナリン（エピネフリン）
  2～10 μg/ 分
  1 mg/ 生食 500 mL → 60～300 mL/ 時

　徐脈の治療をしつつ、徐脈をきたした原因の検索、つまり Hs & Ts の探索も必要である（p.30）。

JCOPY 498-03798

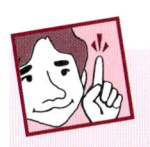

☑ 事実と解釈
　事実：心拍数 <50/ 分、低血圧、意識障害、
　　　　　ショック兆候
　解釈：症候性徐脈
☑ 緊急事態は、「解釈」を優先して伝えて構わない
☑ 症候性徐脈：徐脈で、それが重篤な症状徴候の原因に
　なっている
☑ 症候性徐脈の治療は、アトロピン、カテコールアミン、
　経皮ペーシング
☑ 症候性徐脈の判断には、詳細な心電図波形の解析は不
　要である

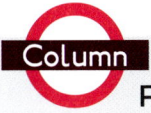

Column

P 波のみの高度徐脈

　失神、気分不良を主訴に来院した中年男性。完全房室ブロック 図 3-10 で、心拍数 20/ 分ほどの顕著な徐脈で、時に、完全に P 波のみの心電図になってしまいます。救急外来は騒然。アトロピンや、カテコールアミンを投与すべく静脈ラインを取ろうとするも、このような場合に限ってなかなか取れません。そんな時に絶大なる効果を示すのが経皮ペーシングです。電極パッドを装着し、作動させました。設定レートの 60/ 分ほどにペーシングされ一安心。と思いきや、ペーシングのたびに強い痛みを訴えます。通常、鎮痛薬、鎮静薬を併用することが推奨されています。しかし、まだ静脈ルートは取れていません。ペーシングの刺激に耐えきれないとのことで、やむを得ず、ペーシングを止めると、今度は高度徐脈のため意識が遠のきます。またペーシングを開始すると、意識は戻りますが、痛みを訴えます。困りました。

　しかし、ペーシングの痛み刺激のためか、自己脈が増え、なんとかペーシングなしでも循環を維持できるようになりました。その間に、ようやく静脈ラインも取れました。早々にカテ室に移動し、経静脈ペーシングを挿入しました。

　その患者は可逆的な原因は同定されず、結局後日恒久的ペースメーカーを植え込みました。この写真 図 3-11 は、別の患者のものですが、同じような高度徐脈の方で、P 波のみの 12 誘導心電図を記録できた比較的珍しいケースです。

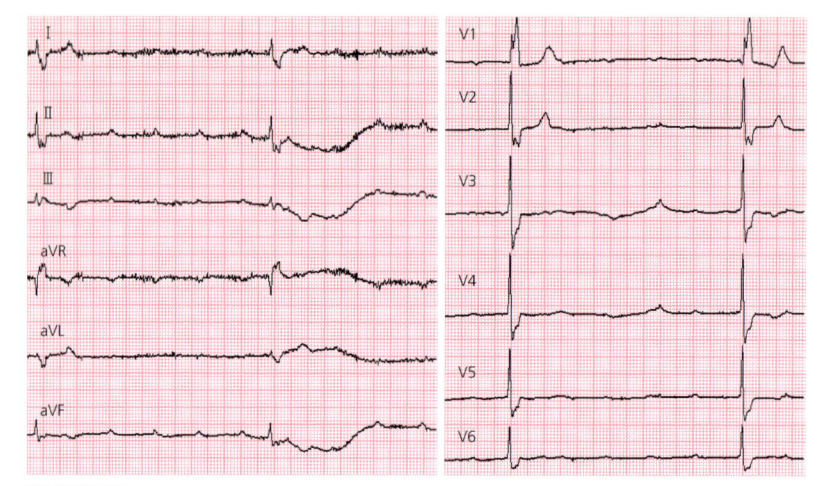

図 3-10 12 誘導心電図

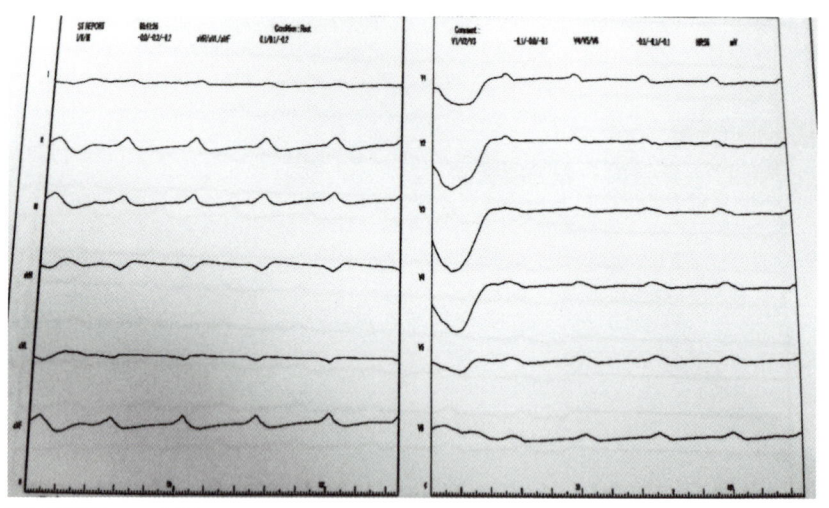

図 3-11 12 誘導心電図　P 波のみ

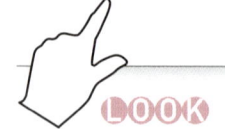

LOOK

JCOPY 498-03798

CHAPTER 2, 3 のまとめ

- 心停止の診断に心電図は不要
- 心停止の心電図波形は VF/VT を同定し電気ショックの必要性を見極めるためのもの
- 心停止の心電図波形は PEA/ 心静止を同定し原因の同定是正の重要性を見極めるためのもの
- 不安定頻拍の判断に詳細な心電図評価は不要
- 症候性徐脈の判断に詳細な心電図評価は不要
- 心電図より患者を診よ
- キーワードは一言で、チームの方針を定める
- 「心停止！」→ CPR
- 「VF/ 無脈性 VT ！」→ CPR と除細動（電気ショック）
- 「PEA/ 心静止！」→ CPR と原因検索是正
- 「不安定頻拍！」→同期電気ショック
- 「症候性徐脈！」→アトロピン、経皮ペーシング、カテコールアミン

1 安定した頻拍

1 心室頻拍

　軽い動悸を主訴に 50 歳男性が独歩で救急外来を受診。

　バイタルサインを測定したところ、血圧 120/80 mmHg、脈拍 170/ 分、呼吸数 15 回 / 分、SpO_2 97%。

　患者は、意識があり、バイタルサインも安定しており、重篤な症状や兆候は呈していない。しかし、脈が速くどうやら、何らかの不整脈がありそうだ。

　状態が安定しているので、焦る必要はない。不整脈がありそうなので、心電図を記録しよう。

　モニター心電図のみならず、余裕がある限り 12 誘導心電図を記録することが原則である。

　12 誘導心電図を記録した。

JCOPY 498-03798

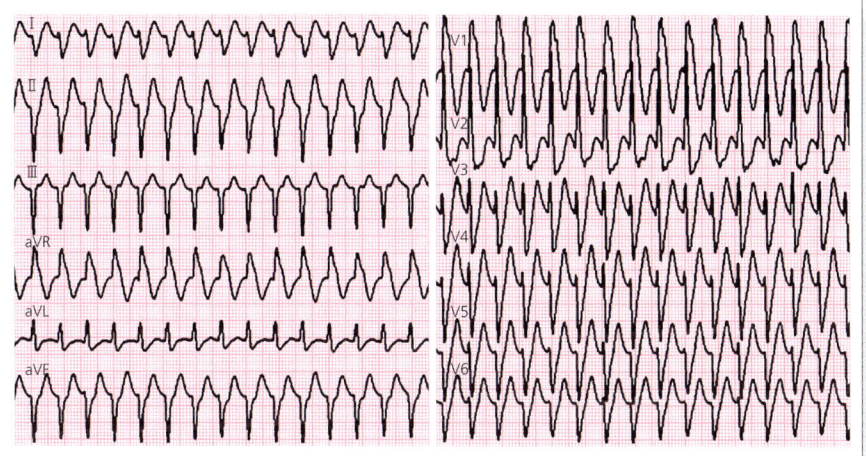

図 4-1 12 誘導心電図

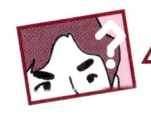

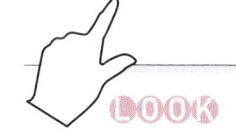 **どう考え、どう行動するか？**

心電図読影は、まずリズム解析である。

12 誘導心電図であれば、II 誘導を見てみると良い。

モニター心電図であれ、12 誘導心電図であれ、リズム解析の基本は、以下の 4 ステップの手順である。

●**リズム解析手順**

① 心拍数：速いか？ 遅いか？

② QRS 幅：広いか？ 狭いか？

③ RR 間隔：整か？ 不整か？

④ P 波：あるか？ ないか？ 形は？ 部位は？

これをフローチャートの形で表現したものが次の図である。

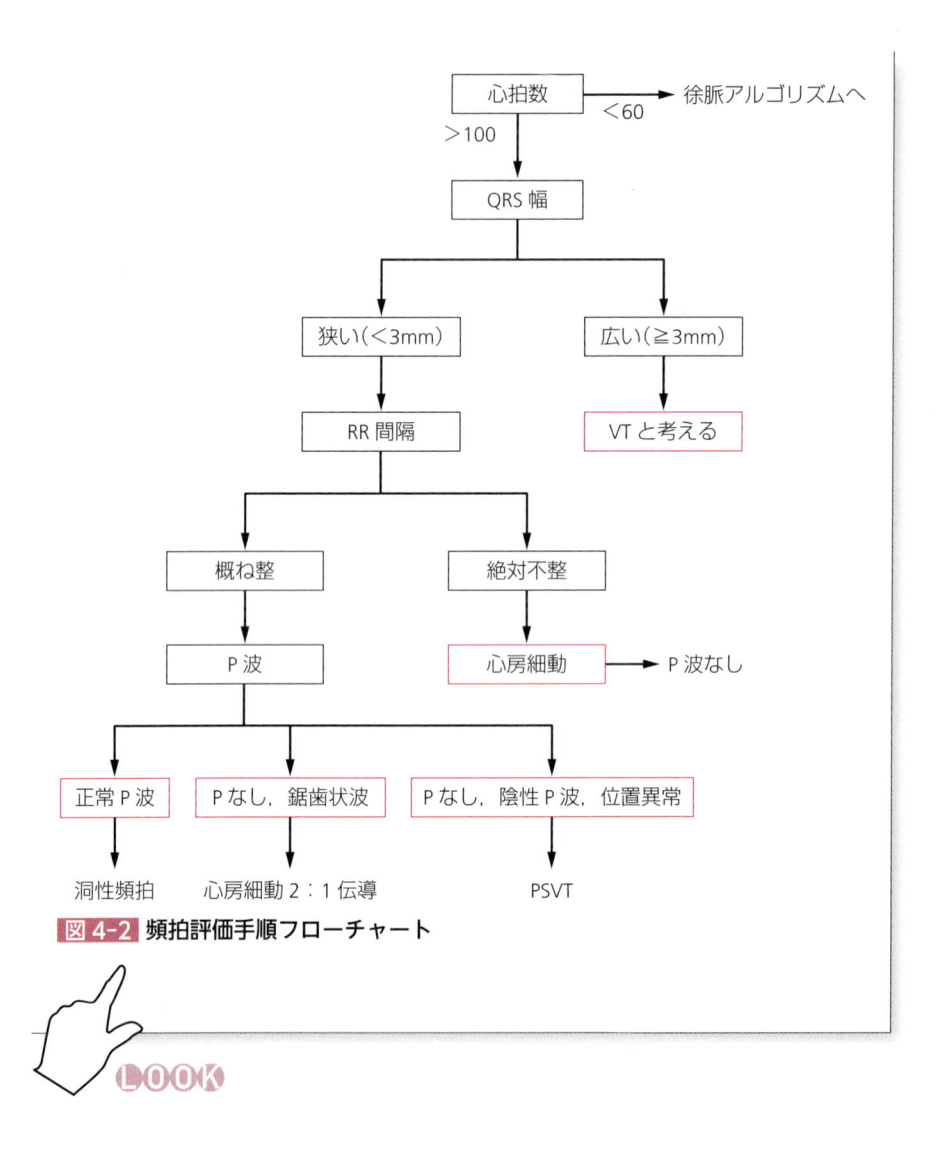

図 4-2 頻拍評価手順フローチャート

臨床現場で遭遇する頻度が多い頻拍の波形は大雑把に以下に大別できる。
① 心室頻拍：VT（ventricular tachycardia）
② 頻拍性心房細動：AF（atrial fibrillation）
③ 洞性頻拍：ST（sinus tachycardia）
④ 心房粗動 2：1 伝導：AFL（atrial flutter）2：1
⑤ 発作性上室性頻拍：PSVT（paroxymal supravintricular tachycardia）
上記のフローチャートに沿って、リズム解析手順を考えてみよう。

JCOPY 498-03798

① 頻拍（心拍数 170/ 分 ）

② QRS 幅が広い（QRS>3 mm）→　VT と考える

③ RR 整

④ P がはっきりしない

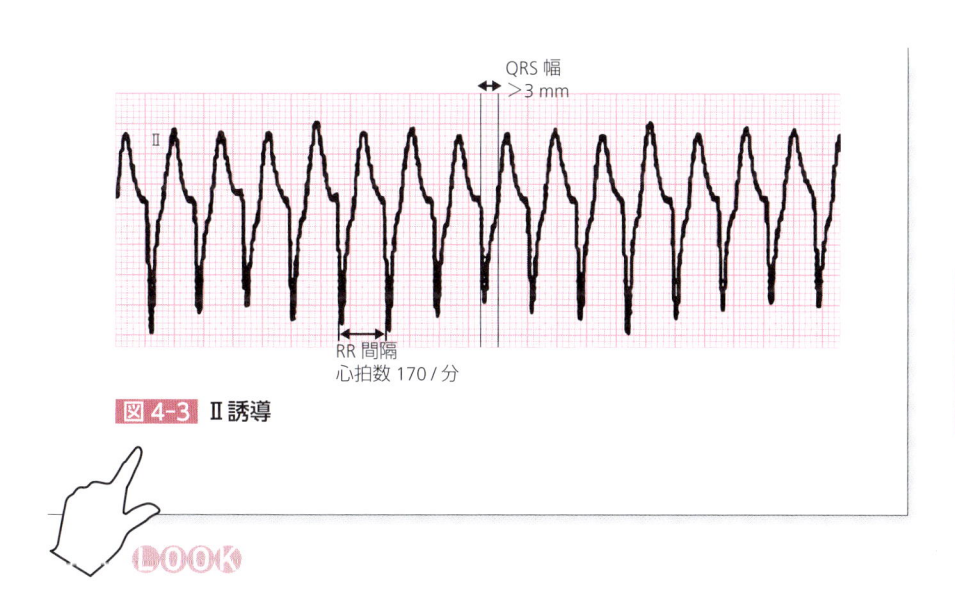

QRS 幅
>3 mm

RR 間隔
心拍数 170 / 分

図 4-3　Ⅱ誘導

LOOK

頻拍で、QRS 幅が 3 mm 以上であれば、VT と考える。

VT 以外にも、鑑別診断として、脚ブロックや変行伝導を合併した上室性頻拍、偽性 VT などが挙げられるが、その鑑別は、一般的には非循環器医にはなかなか難しい。深追いせずに、「VT と考える」ことがシンプルで効率的である。

VT として良い理由は、

1　悪いものとして捉えておいた方が安全

2　VT と考えた方が当たる確率が高い

悪いものと仮定して、慎重な対応を取っておけば、仮にそうでなくとも悪いことはない。

古い研究になるが、救急外来で QRS 幅の広い頻拍性不整脈患者連続 46 例のうち、心室頻拍は 38 例（82.6％）だったとのデータがある。ちなみに、そのう

ち15例（39％）が、上室性頻拍と誤診されたとのこと（Stewart RB, et al. Ann Intern Med. 1986; 104: 766-71）。VT と考えておけば、8割方当たるのである。

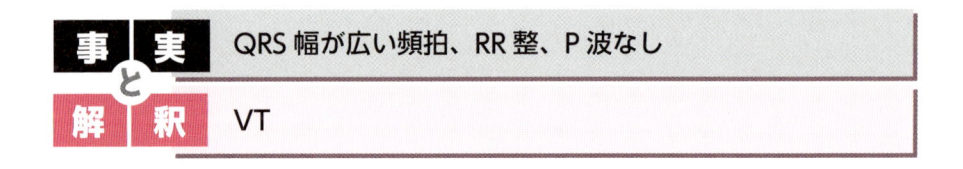

安定した頻拍の対応アルゴリズムである。

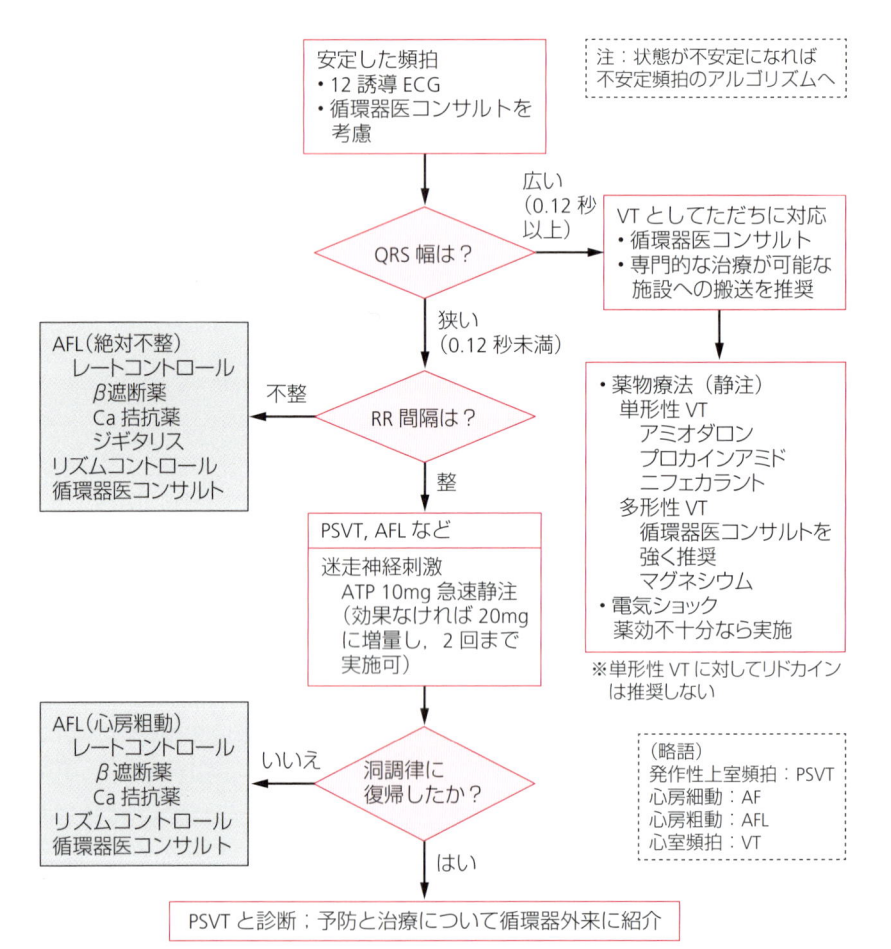

図 4-4 安定頻拍アルゴリズム
（日本蘇生協議会, 監修. JRC 蘇生ガイドライン 2015. 医学書院；2016. p.95）

JCOPY 498-03798

安定しているとはいえ、VT と言うと、一般的にはあまり嬉しい不整脈ではないし、一人で対応するのは心細い。このアルゴリズムの通り可能な限り循環器医に相談したい。

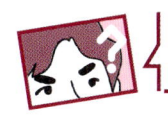

目の前のこの心電図を、電話で医師・上級医に伝える場合、どのように伝えるか？

　「VT」と伝えた場合、それはあくまでもあなたの「解釈」である。
　電話の向こうの高慢な循環器医 [" あるある " ではないですか？（笑）] は、あなたの「解釈」を信じないかもしれない。「事実」を伝えるにはどうしたらよいだろうか？「事実」とは、「QRS 幅の広い頻拍で、RR 間隔整、P 波ははっきりしない」これが「事実」に限りなく近い。これを伝えることを推奨する。
　いちいちこの文言を伝えるのは煩雑と考える人もいるだろう。いずれにせよ「VT」と伝えた場合には、自分は「解釈」を伝えていることを十分に意識し、その「解釈」に至った「事実」は何なのか、頭に入れておく必要がある。
　時に、循環器医は「本当に VT なの？」と尋ねてくる。その時に即座に、「事実」すなわち、「QRS 幅の広い頻拍で、RR 間隔整、P 波ははっきりしない」と伝えれば、電話の向こうの循環器医にもこの心電図波形が想起でき納得である。

電話での推奨伝達方法

「50 歳男性、安定した頻拍の患者です。心拍数 170/分程、QRS 幅が広く、RR 間隔整、P 波は見えません。VT を疑っています。すぐ来てもらえますか」

　治療は、薬物治療が主体となるが、慣れない人は循環器医を待ったほうが無難である。どうしても自分一人で対処せざるを得ない場合は、アミオダロンなどの投与が選択肢になるが、不慣れで使いづらいと感じる場合は、同期電気ショックが有力な選択肢となる。使い慣れない抗不整脈薬を使うよりも安全性が高い。

単形性心室頻拍と多形性心室頻拍

VT の形状には大別すると 2 種類に分けられる。

- 単形性：QRS 波の形状が単一
- 多形性：QRS 波の形状が複数存在する

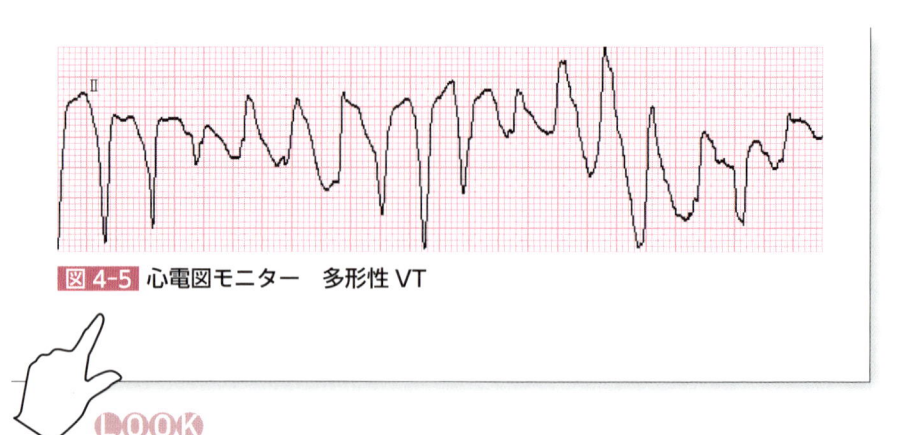

図 4-5 心電図モニター　多形性 VT

多形性 VT は、不安定頻拍を呈する場合がほとんどであり、心室細動への移行の可能性も高い。除細動器を用意しつつ、循環器医を早期に呼ぶこと。

前述した通り、QRS 幅の広い頻拍は、VT 以外にも、脚ブロックや変行伝導を合併した上室性頻拍、偽性 VT などの鑑別診断が挙げられる。鑑別方法として、様々な方法が提唱されており、例えばこのようなフローチャートもある。

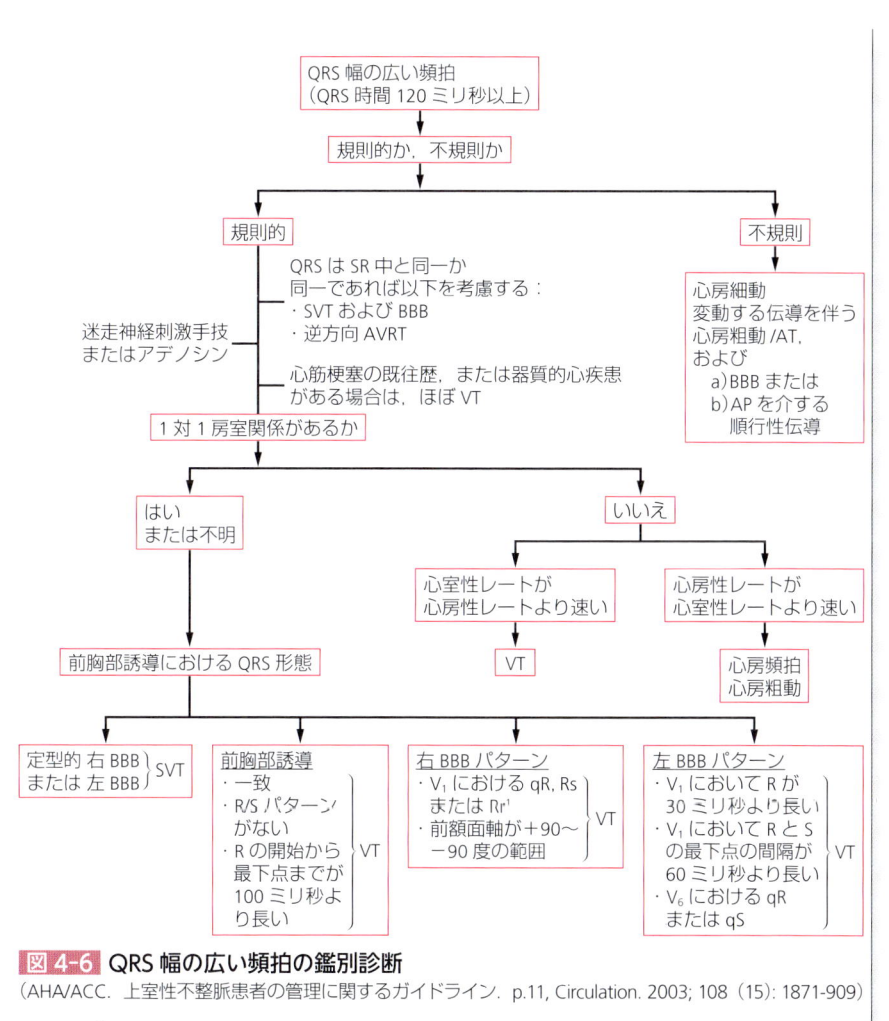

図 4-6 QRS 幅の広い頻拍の鑑別診断

（AHA/ACC. 上室性不整脈患者の管理に関するガイドライン. p.11, Circulation. 2003; 108（15）: 1871-909）

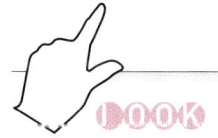

　なんのこっちゃ！　と思う人は、スルーして良い。追求する必要はない。どうせこのようなフローチャートを使用しても、必ずしも 100％正解にたどり着けるわけではない。繰り返すが、頻拍で、QRS 幅が広い場合、難しくてわからなければ、VT として考えよう。

　1 つだけ覚えておいて損はないことは、**心筋梗塞の既往や、心臓に器質的異常**

があることがわかっている患者が、QRS 幅の広い頻拍を呈している場合は、VT の可能性が一層高いということだ。

　心電図を凝視して解析することも大事だが、既往歴を含めた問診など他の情報を合わせて解釈することも重要なのである。

　なお、過去の心電図との比較も非常に有用な情報をもたらしてくれる。可能な限り入手すると良い。

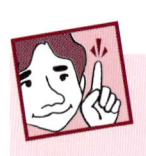

安定した心室頻拍のポイント

- ☑ 事実と解釈
  事実：QRS 幅の広い頻拍、P 波ははっきりしない
  解釈：VT
- ☑ 電話での報告は「事実」で伝えよう
- ☑ 頻拍で QRS 幅が広い場合は、VT と考えよう
- ☑ 器質的な心臓病や心筋梗塞の既往を有すると VT の確率が上がる
- ☑ 可能な限り過去の心電図を入手しよう
- ☑ 循環器医に相談する

JCOPY 498-03798

2 頻拍性心房細動

　軽い動悸を主訴に 50 歳男性が独歩で救急外来を受診。

　バイタルサインを測定したところ、血圧 120/80 mmHg、脈拍 170/ 分、呼吸数 15 回 / 分、SpO$_2$ 97%。患者は、意識があり、バイタルサインも安定しており、重篤な症状や兆候は呈していない。12 誘導心電図を記録した。

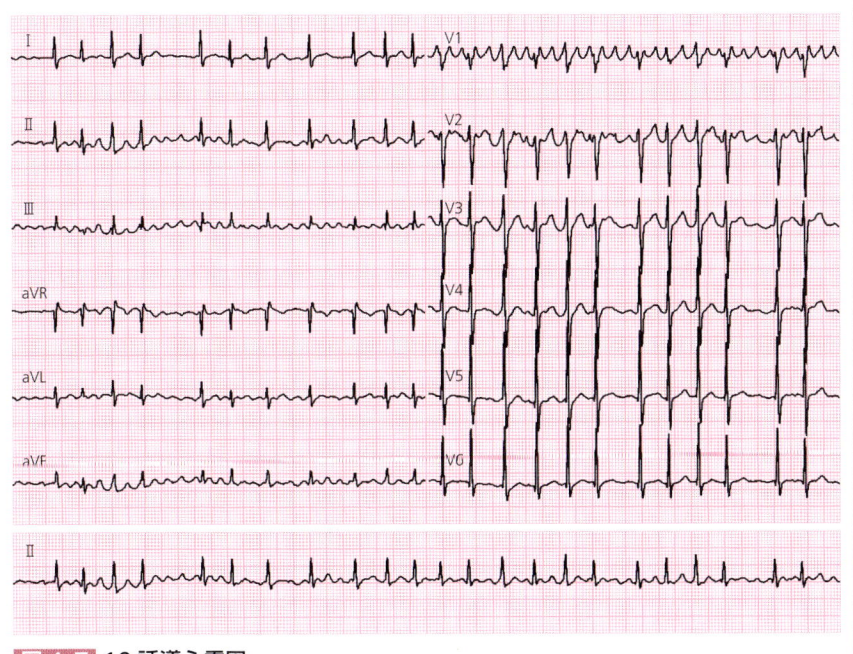

図 4-7 12 誘導心電図

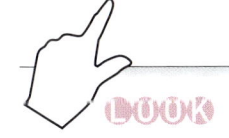

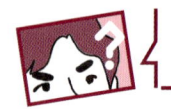 # どう考え、どう行動するか？

リズム解析して、「事実」から、「解釈」を導いてみよう。

Let's Try 図 4-2 をみながらやってみよう

●心電図リズム解析手順
① _____
② _____
③ _____
④ _____

事 実 と	
解 釈	

JCOPY 498-03798

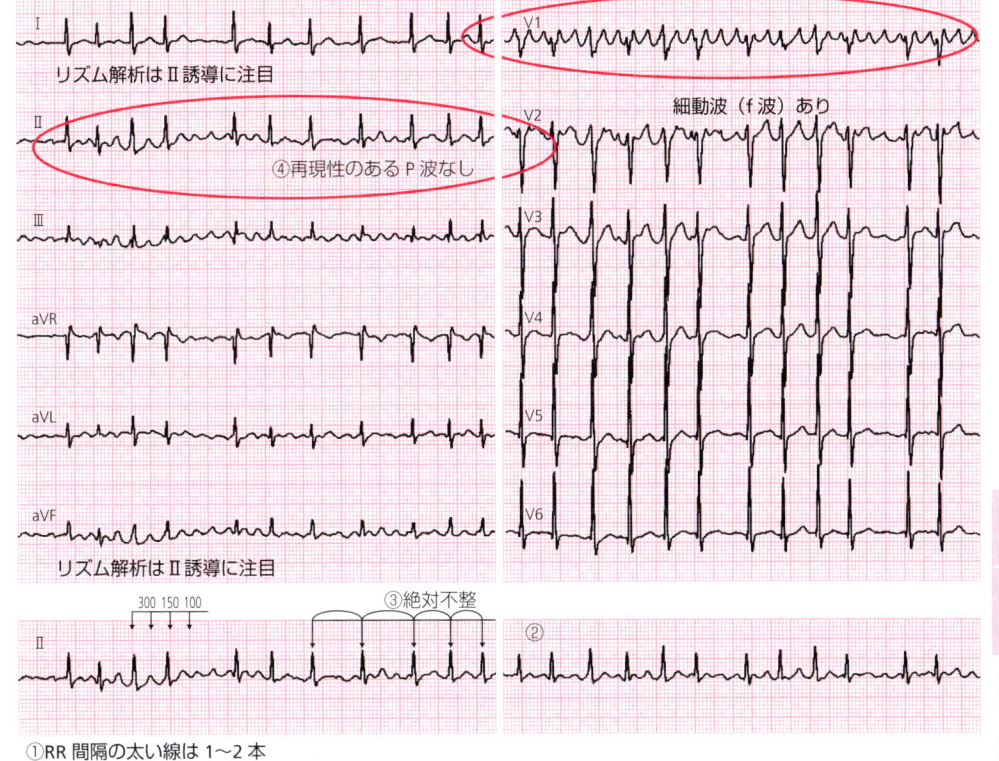

リズム解析はⅡ誘導に注目

細動波（f 波）あり

④再現性のある P 波なし

リズム解析はⅡ誘導に注目

300 150 100

③絶対不整

②

①RR 間隔の太い線は 1～2 本

図 4-8-1 12 誘導心電図　AF 解説付き

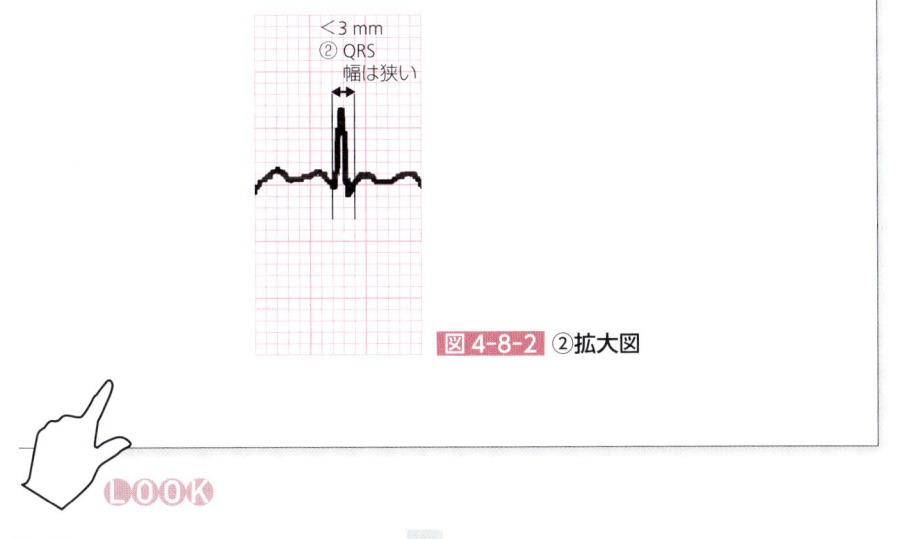

＜3 mm
② QRS
幅は狭い

図 4-8-2 ②拡大図

LOOK

Chapter4　安定した頻拍

自覚症状は強くなく、バイタルサインも保たれている。不安定頻拍でなく、安定した頻拍と言える。余裕を持って、12 誘導心電図の評価が可能だ。

●心電図リズム解析手順（ 図 4-2 参照）
① 頻拍（心拍数 150/ 分ほど ）
② QRS 幅が狭い（＜ 3 mm）
③ RR 間隔　絶対不整　　→心房細動！
④ P 波ははっきりしない

　図 4-2 のフローチャートをたどっていく。頻拍で、次に見るのは、RR 間隔。どこを見ても規則性がなくバラバラ、つまり絶対不整の場合、「心房細動」の可能性が高い。

　心房細動の心電図の特徴は、
1　絶対不整
2　P 波がない
3　細動波（f 波）

　細動波（f 波）は、見えやすい人、見えにくい人がいるし、見えやすい誘導、見えにくい誘導もあるので、絶対ではない。

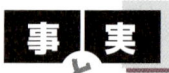 頻拍（心拍数 150/ 分ほど ）、QRS 幅が狭い、
RR 絶対不整、P 波なし

解　釈　頻拍性心房細動（AF）

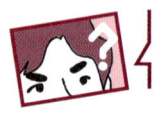 **目の前のこの心電図を、電話で医師・上級医に伝える場合、どのように伝えるか？**

　「AF」と伝えた場合、それはあくまでもあなたの「解釈」である。
　電話の向こうの循環器医は、あなたの「解釈」を信じないかもしれない。「事実」を伝えるにはどうしたらよいだろうか？
　「QRS 幅の狭い頻拍で、絶対不整、P 波ははっきりしない」これが「事実」に限りなく近い。これを伝えることを推奨する。

JCOPY 498-03798

いちいちこの文言を伝えるのは煩雑と考える人もいるだろう。いずれにせよ「AF」と伝えた時には、自分は「解釈」を伝えていることを十分に意識し、その「解釈」に至った「事実」は何なのか、頭に入れておく必要がある。

　時に、循環器医は「本当に AF なの？」と尋ねてくる。その時に即座に、「事実」すなわち、「QRS 幅の狭い頻拍で、絶対不整、P 波ははっきりしない」と伝えれば、この心電図波形が想起でき循環器医も納得である。

電話での推奨伝達方法

「50 歳男性、安定した頻拍の患者です。心拍数 150/ 分ほど、QRS 幅が狭く、RR は絶対不整、P 波は見えず、AF の可能性が高そうです」

　この後の治療は、通常まずは心拍数コントロールを施すことになる 図 4-4 。具体的には、β 遮断薬や、カルシウム拮抗薬を点滴、もしくは内服で開始する。CHADS2 スコアなどの塞栓症リスクに応じ、抗凝固療法も併用を考慮する。

　また、可能であれば過去の心電図を入手し、心房細動が慢性的なものなのか否か確認する手がかりとしよう。

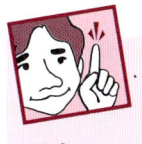

ポイント

- ☑ 事実と解釈
  事実：QRS 幅の狭い頻拍で、絶対不整、P 波なし
  解釈：AF
- ☑ 電話での報告は「事実」で伝えよう
- ☑ 心房細動の心電図の特徴は、①絶対不整　②P 波がない　③細動波（f 波）
- ☑ 治療は、まずは心拍数コントロール。抗凝固療法も考慮する
- ☑ 可能な限り過去の心電図を入手しよう

③ 洞性頻拍

　労作時呼吸困難を主訴に 70 歳女性が独歩で救急外来を受診。

　バイタルサインを測定したところ、意識清明、血圧 120/80 mmHg、脈拍 150/ 分、呼吸数 20 回 / 分、SpO_2 95％（室内気）。安静にしていれば呼吸苦はない。呼吸状態は正常とは言えないが、それほど重篤な症状や兆候は呈していない。

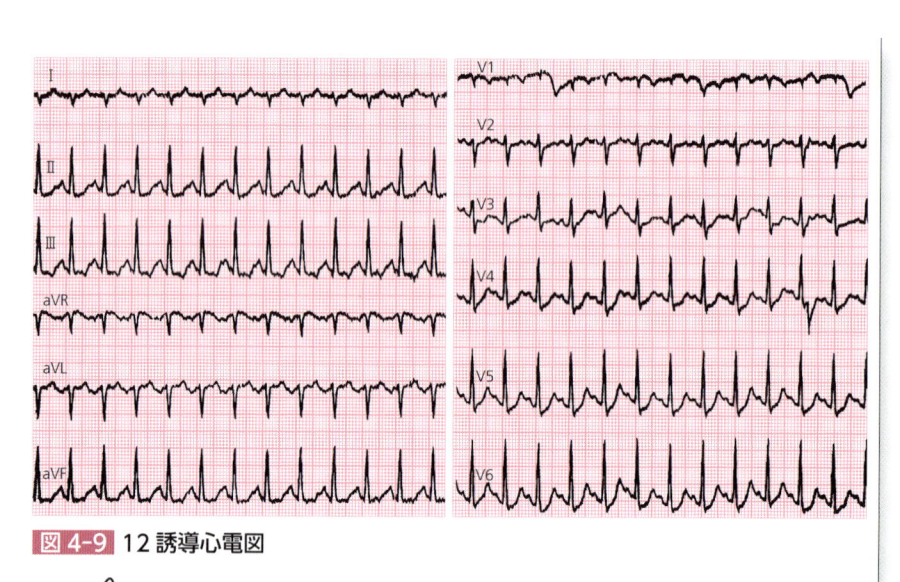

図 4-9 12 誘導心電図

LOOK

JCOPY 498-03798

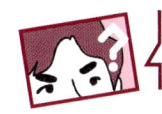

どう考え、どう行動するか？

リズム解析して、事実から、解釈を導いてみよう。

Let's Try 🖊 図 4-2 をみながらやってみよう

●心電図リズム解析手順

① _____

② _____

③ _____

④ _____

事実
と
解釈

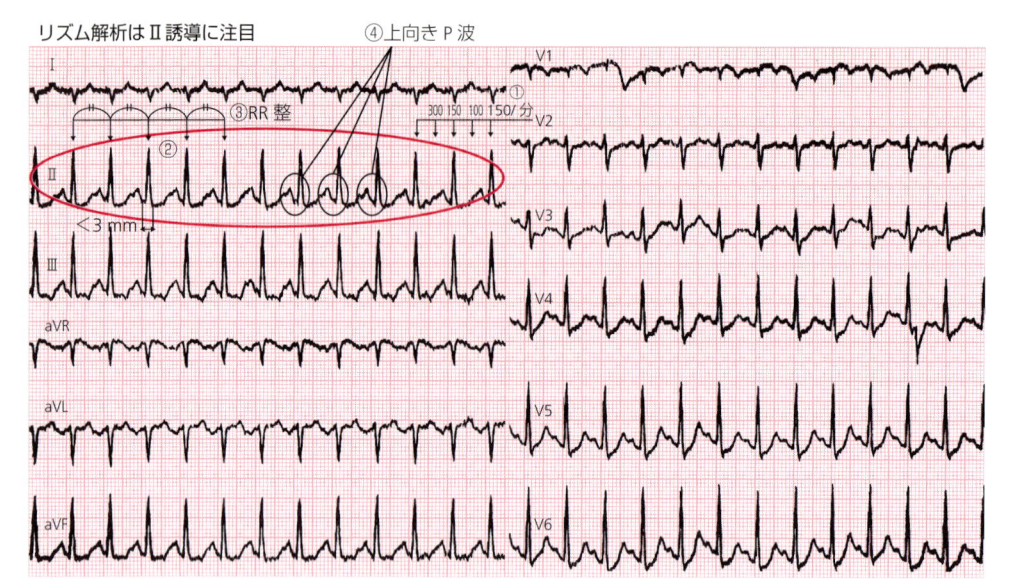

図 4-10-1 12 誘導心電図　洞性頻拍 解説

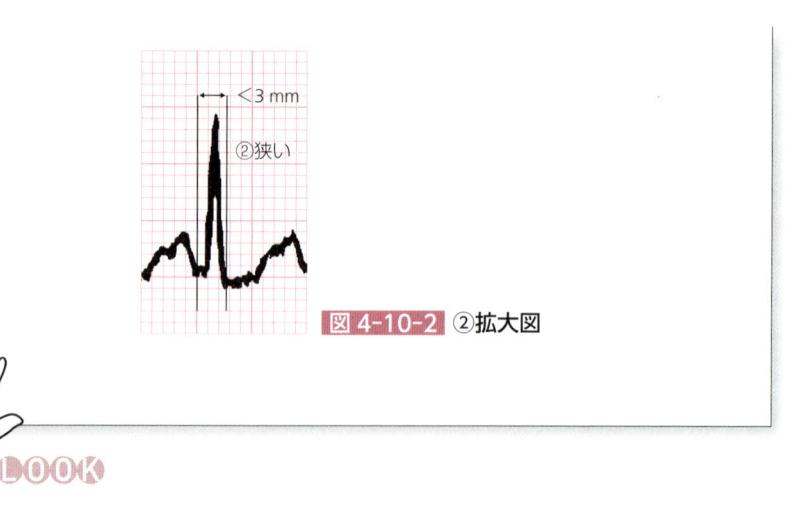

図 4-10-2 ②拡大図

●心電図リズム解析手順（ 図 4-2 参照）

1　頻拍（心拍数 150/ 分）
2　QRS 幅が狭い（<3 mm）
3　RR 間隔整
4　P 波はあり、Ⅱ誘導で上向きの P 波が再現性を持って QRS の前に存在する

JCOPY 498-03798

このような波形を見て、「サイナス！」と直感的に答えられる人は多いであろう。しかし、このように4ステップに沿って解析する習慣をつけてもらいたい。直感は「解釈」だ。様々な場面で、直感は役立つ。直感は大切だ。しかし、時に直感は誤りを犯すこともまた真実だ。常に「事実」を意識しよう。

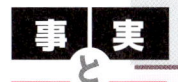 のフローチャートをたどっていく。頻拍で、QRS幅は狭く、RR間隔は整。この時点で、洞性頻拍、心房粗動2：1伝導、PSVTの3つに概ね絞られる。

上向きP波が存在し、3つの中では洞性頻拍の可能性が最も高い。

第1章 心電図の基本でも触れたが、復習しておこう。

洞調律の定義は？
- P波がある
- P波がⅡ誘導で上向き（I, aVFでも多くの場合上向き）

である。ゆえに、モニター心電図を装着する際はⅡ誘導にするのが基本である。

通常、QRS幅は狭いが、実は、脚ブロックがある場合などQRS幅が広くなることもある（p.12, 13 図1-11 図1-12 参照）。

事 実	頻拍（心拍数150/分ほど）、QRS幅が狭い、RR整、上向きP波あり
解 釈	洞性頻拍

洞性頻拍は、通常、他に原因（例えば、感染や貧血、脱水、精神的ストレスなど）があり、二次的に頻拍化する。Hs & Ts（p.30）も原因の鑑別に挙げられる。

仮に重篤な症状兆候があり、洞性頻拍を呈していても、一般的には「不安定頻拍」とは言わない。重篤な症状兆候が頻拍の直接の「原因」ではないからである。洞性頻拍は、「結果」である。今回の例でもこの洞性頻拍は、状態はまずまず安定してはいるものの「安定した頻拍」とは表現しないことが　般的である。

頻拍とは ①不安定頻拍 ②安定頻拍 ③洞性頻拍の3つに大別される、と解釈しても良い。

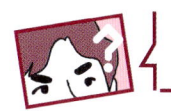 **目の前のこの心電図を、電話で医師・上級医に伝える場合、どのように伝えるか？**

「70 歳女性、動悸が主訴の安定した患者です。心拍数 150/ 分ほど、QRS 幅が狭く、RR は整、上向き P 波あり、洞性頻拍の可能性が高そうです」

　洞性頻拍の治療は、心臓そのものへのアプローチと言うよりは、むしろその原因の同定、是正になる。繰り返しになるが、感染や貧血、脱水、精神的ストレスなどや、あるいは、Hs & Ts を考えることになる。このケースは、洞性頻拍の原因は肺塞栓であった。肺塞栓の治療により、洞性頻拍も改善した。

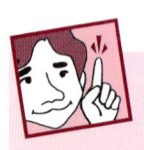

ポイント

- ☑ 事実と解釈
  事実：頻拍で、RR 間隔整、Ⅱ誘導で上向き P 波あり
  解釈：洞性頻拍
- ☑ 電話での報告は「事実」で伝えよう
- ☑ 洞性頻拍は、頻拍化する原因が、心臓以外にあることが多い
- ☑ 頻拍は①不安定頻拍、②安定頻拍、③洞性頻拍の 3 つに大別される

JCOPY 498-03798

4 発作性上室性頻拍

　救急外来。軽い動悸を主訴に 50 歳男性が独歩で救急外来を受診。

　バイタルサインを測定したところ、血圧 120/80 mmHg、脈拍 150/ 分、呼吸数 15 回 / 分、SpO_2 97%。患者は、意識があり、バイタルサインも安定しており、重篤な症状や兆候は呈していない。

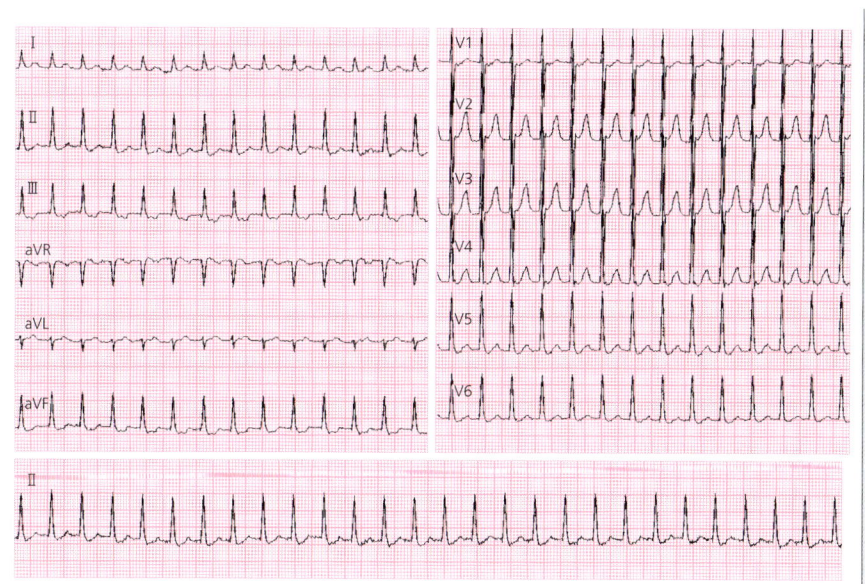

図 4-11 12 誘導心電図

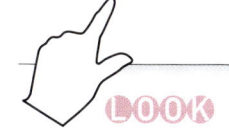

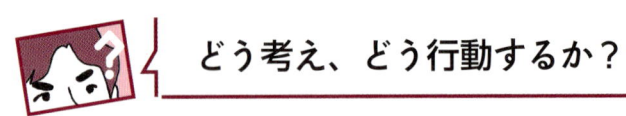

どう考え、どう行動するか？

リズム解析して、事実から、解釈を導いてみよう。

Let's Try 図 4-2 をみながらやってみよう

●心電図リズム解析手順

① _____

② _____

③ _____

④ _____

事実 と 解釈

_____

_____

JCOPY 498-03798

リズム解析はⅡ誘導に注目

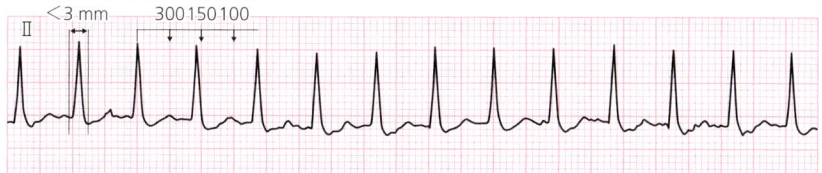

図4-12 12誘導心電図　PSVT 解説

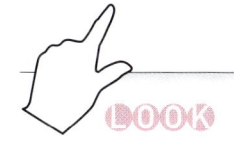

●**心電図リズム解析手順**（**図4-2** 参照）

① 頻拍（心拍数 150/ 分）

② QRS 幅が狭い（<3 mm）

③ RR 整→この時点で、洞性頻拍、心房粗動 2：1 伝導、PSVT の可能性

④ 上向きの典型的な P 波がない

図4-2 のフローチャートをたどっていく。頻拍で、QRS 幅は狭く、RR 間隔は整。この時点で、洞性頻拍、心房粗動 2：1 伝導、PSVT の 3 つに概ね絞られる。

そして P 波を探してみる。Ⅱ誘導で上向きの典型的な P 波がなく、鋸歯状波らしき所見もない。一般的に PSVT の場合、一見 P 波がなかったり、Ⅱ誘導で上向きの典型的な P 波ではない上向きでない形状だったりする。QRS 波と重なっていたり、QRS の後ろ側 ST 部分と重なっていたりすることもある。

このケースの場合、AFL 2：1 伝導も否定することはできないが、PSVT の可能性が高い。

事 実	頻拍（心拍数 150/ 分ほど）、QRS 幅が狭い、RR 整、典型的な上向き P 波がなし
解 釈	PSVT

電話での推奨伝達方法

「50 歳男性、安定した頻拍の患者です。心拍数 150/ 分ほど、QRS 幅が狭く、RR は整、典型的な上向き P 波なし。PSVT の可能性が高そうです」

　このカテゴリーには、細かく言うと、AVRT、AVNRT、AT など多彩な不整脈が混在する。しかし、循環器を専門としない人には、これらの鑑別に頭をひねる必要は全くない。なぜなら、初期治療の対応方法は同一だからだ。

　治療は、迷走神経刺激（息こらえ、冷水刺激など）、無効なら、ATP（アデノシン三リン酸）6 mg の急速静注である。いずれも房室伝導が抑制され、心室応答が低下し、停止が期待できる。特に、ATP により、PSVT は 9 割以上の確率で停止する。ATP は、抗不整脈薬の中では最も安全な薬剤の 1 つであり、非循環器でも使用可能だが、いくつか注意点がある。血中半減期が短い（30 秒以内）ため、急速静注と 20 mL ほどの生理食塩水などでの後押し投与が必要なことなどである。ATP は気管支攣縮をきたしうるため、気管支喘息の方には禁忌である（p.84 Column 参照）。不慣れなものは循環器医を呼んでも構わない。

　PSVT が停止するときの変化で、細かな不整脈診断がつく場合がある。ATP を投与するとき、あるいは迷走神経刺激手技を行うとき、心電図を記録に残しておくことは重要である。つまり、12 誘導心電図を装着し、記録しながら手技を行ったり、ATP 投与することを強くお勧めする。

JCOPY 498-03798

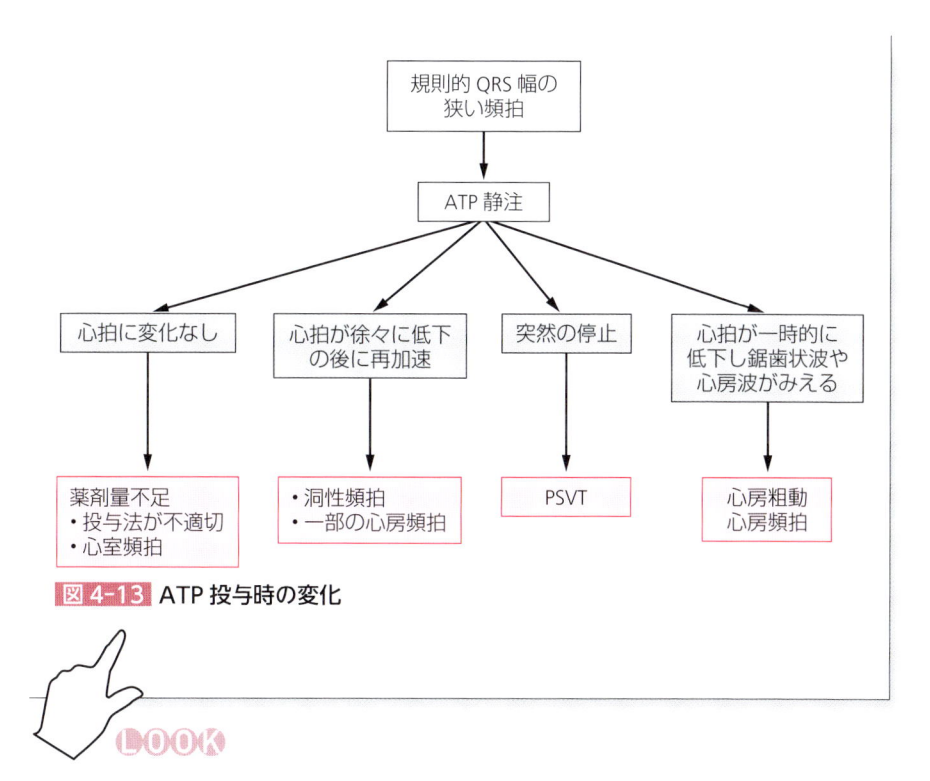

図 4-13 ATP 投与時の変化

● ATP の投与方法

① 肘付近の太めの静脈に静脈路を確保する。

② ATP 6 mg を 1 mL や 2.5 mL のシリンジに原液のまま吸う。20 mL シリンジに生食を吸っておく。

③ 12 誘導心電図（もしくは心電図モニター）を記録しながら、

④ ATP 6 mg を 1 秒で急速静注、20 mL 生食を後押し。

⑤ 無効なら 12 mg で、もう一度同様にくりかえす。

上記の患者に ATP 6 mg で投与し、PSVT が停止し洞調律に回復した。

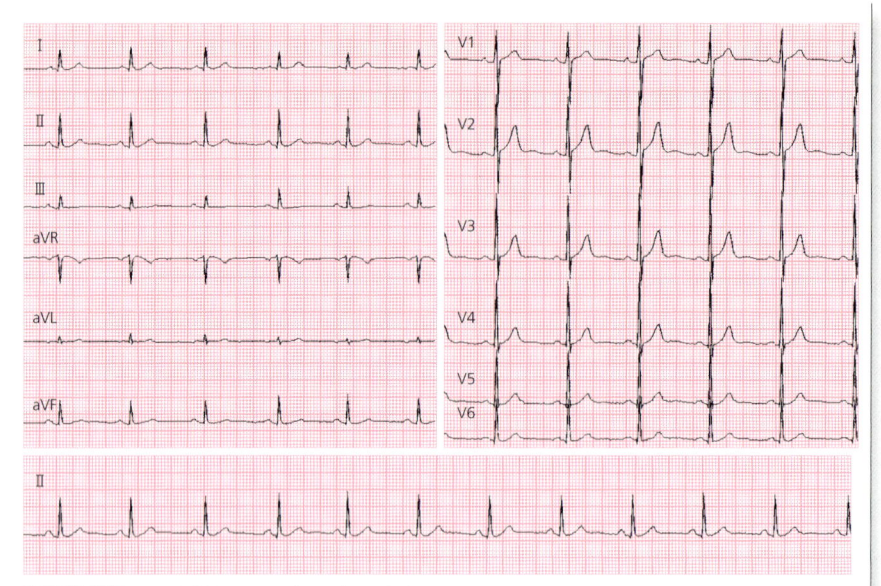

図 4-14 12 誘導心電図　洞調律に復帰

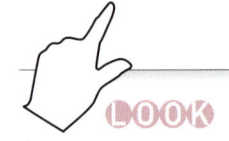

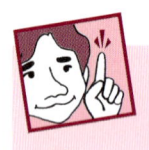

✓ 事実と解釈
　事実：QRS 幅の狭い頻拍で、RR 間隔整、P 波なし、典型的上向き P 波なし
　解釈：発作性上室性頻拍 PSVT

✓ 電話での報告は「事実」で伝えよう

✓ 1 枚の 12 誘導心電図のみで鑑別をつける必要はない

✓ その場合、迷走神経刺激や ATP 投与が、PSVT との鑑別に有用

✓ 迷走神経刺激手技や ATP 投与は、心電図を記録しながら行う

JCOPY 498-03798

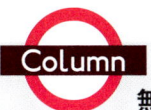

無投薬で停止！　修正バルサルバ法は効く！

　何事も、緊急時（不安定な状態）でない限り、患者に対するアプローチは侵襲度の低いものからでなければならない。PSVTを止める方法はいくつかあるが、まずは薬を使わず、迷走神経刺激を試してみよう。迷走神経刺激の一つにバルサルバ手技がある。バルサルバ手技では、息こらえで胸腔内圧を急激に上昇させ、静脈還流量が減少し、一回拍出量が低下する。息こらえを開放すると、一気に静脈血が心臓に流入し、一回拍出量が増大。これにより頸動脈洞圧が上昇、圧受容器が刺激される。圧受容器の信号は副交感神経中枢および迷走神経中枢に伝わり、この反応が迷走神経を亢進させる。このため、洞調律にある患者の心拍数が減少し、房室結節の伝導を遅れさせる。結果、PSVTが停止することがある。

　この従来のバルサルバ手技では、PSVTは5~20%程度停止するといわれているが、ここでは、よりPSVT停止に効果のある、筆者が実際に臨床現場でも行っている「修正バルサルバ手技」を紹介する。

①まず患者を45度半坐位にし、従来のバルサルバ手技（息こらえ15秒）を行ってもらう。

②その後すぐに仰臥位になり、さらに45秒間両足を挙上する。

③両足をもどし、45度半坐位にもどる。

　この「修正バルサルバ法」は従来のバルサルバ手技の洞調律復帰率が17%であったのに対し、なんと復帰率43%という結果であった（Lancet. 2015; 386: 1747-53）。

　この論文が出た当時、実際に救急外来で対応した40代のPSVTの女性に「修正バルサルバ手技」を試したところ、見事に洞調律に復帰した。発作が頻回であればアブレーションも検討せざるをえないが、無侵襲で治療ができれば悪いことはない。是非皆さんも臨床現場で試してみて欲しい。

〈福田芽森〉

Chapter4

安定した頻拍

5 心房粗動 2：1 伝導

　軽い動悸を主訴に 70 歳女性が独歩で救急外来を受診。

　バイタルサインを測定したところ、血圧 120/80 mmHg、脈拍 130/ 分、呼吸数 15 回 / 分、SpO$_2$ 97%。患者は、意識があり、バイタルサインも安定しており、重篤な症状や兆候は呈していない。

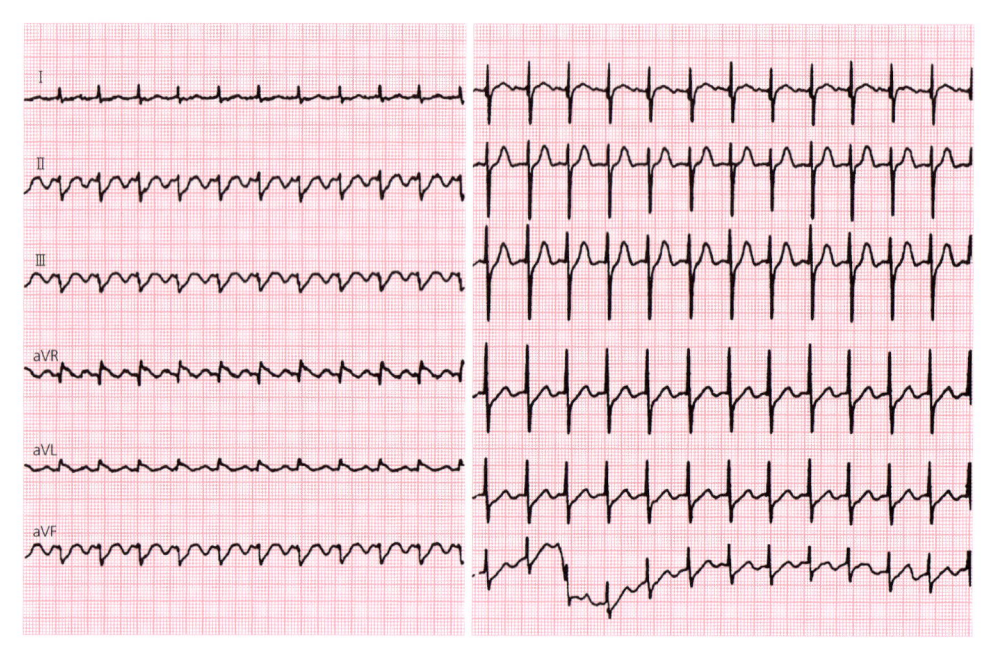

図 4-15 12 誘導心電図

JCOPY 498-03798

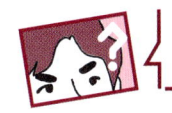 # どう考え、どう行動するか?

リズム解析して、事実から、解釈を導いてみよう。

Let's Try 🖊 図 4-2 をみながらやってみよう

●心電図リズム解析手順

① _____

② _____

③ _____

④ _____

事 実
と
解 釈
_____

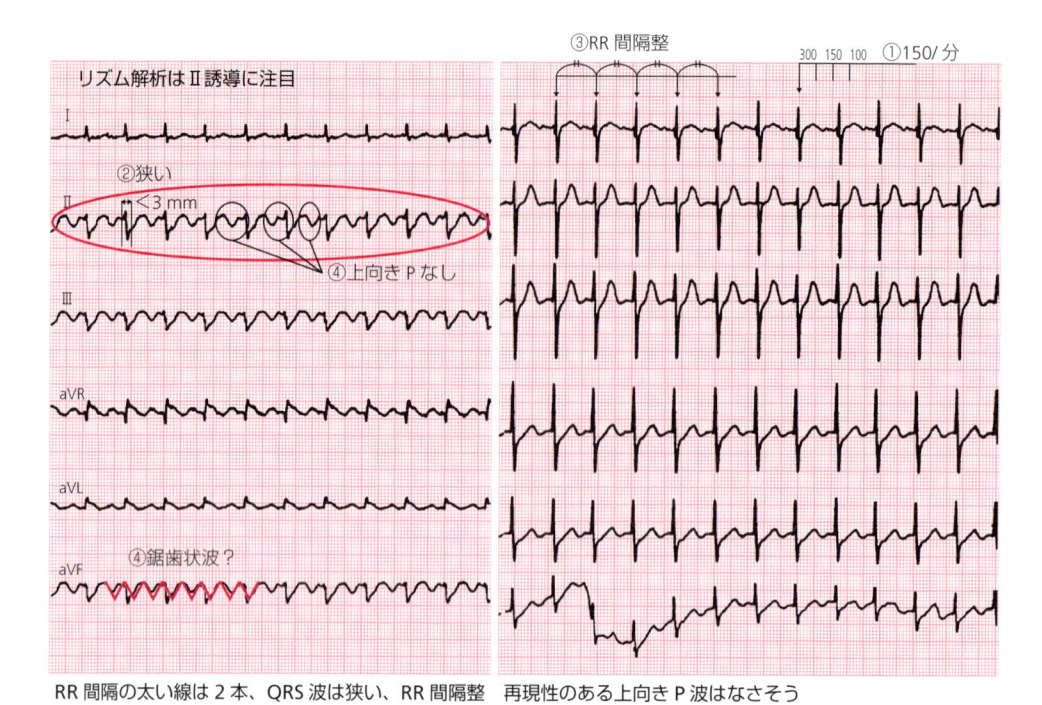

リズム解析はⅡ誘導に注目

③RR 間隔整

300 150 100　①150/分

②狭い
<3 mm

④上向き P なし

④鋸歯状波?

RR 間隔の太い線は 2 本、QRS 波は狭い、RR 間隔整　再現性のある上向き P 波はなさそう

図 4-16-1 12 誘導心電図　心房粗動解説

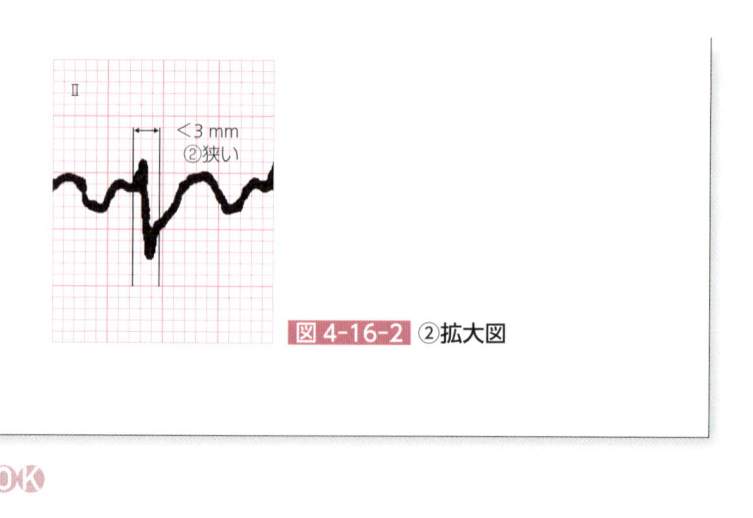

Ⅱ

<3 mm
②狭い

図 4-16-2 ②拡大図

LOOK

JCOPY 498-03798

●**心電図リズム解析手順**（ 図4-2 参照 ）・・

① 頻拍（心拍数 150/ 分）
② QRS 幅が狭い（<3 mm）
③ RR 間隔整→この時点で、洞性頻拍、心房粗動 2：1 伝導、PSVT の可能性
④ Ⅱ誘導で上向きの P 波が判然とせず、鋸歯状波？

・・・

図4-2 のフローチャートをたどっていく。頻拍で、QRS 幅は狭く、RR 間隔は
整。この時点で、洞性頻拍、心房粗動 2：1 伝導、PSVT の 3 つに概ね絞られる。
そして P 波を探してみる。

Ⅱ誘導で典型的な上向き P を認めないので洞性頻拍の可能性は低い。一見、P
波に似たような波にも見えることがあるため間違いやすい。過去の心電図が入手
可能で、洞調律を呈していた場合は、P 波の形状を比較してみると判断に役立つ。

ゆえに、心房粗動 2：1 伝導か、PSVT かの鑑別になる。

QRS 波を隠してみると、鋸歯のように見えるのもヒントの 1 つになる。

なお、心房粗動は、2：1 伝導のことが多いが、1：1 や、4：1 など、患者によ
り伝導比が異なる。

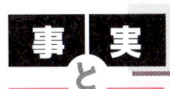

頻拍（心拍数 150/ 分ほど ）、QRS 幅が狭い、RR 整、
典型的な上向き P 波がなく、鋸歯状波を認める

心房粗動 2：1 伝導

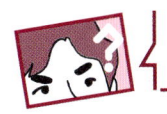
目の前のこの心電図を、電話で医師・
上級医に伝える場合、どのように伝えるか？

電話での推奨伝達方法

「50 歳男性、安定した頻拍の患者です。心拍数 150/
分ほど、QRS 幅が狭く、RR は整、上向き P 波なし、
鋸歯状波を疑います。心房粗動 2：1 伝導の可能性
が高そうです」

Chapter4

安定した頻拍

心房粗動 2：1 伝導か、PSVT かの鑑別になった場合、両者の区別が難しいことがある。しかし、必ずしもこの 1 枚の 12 誘導心電図のみで鑑別をつける必要はない。

　次にやるべき対処は PSVT の時と同様、迷走神経刺激、無効なら、ATP（アデノシン三リン酸）6 mg の急速静注である。房室伝導が抑制され、心室応答が低下する。ただし、PSVT は 9 割以上の確率で停止するが、心房粗動は停止しない 図 4-13。

　下の心電図は、ATP を投与した際の心電図変化である。心室応答が低下し、QRS 間隔が延長することで、基線の揺れ、つまり鋸歯状波が明瞭に確認することができる。

　これにより、当初の心電図が心房粗動 2：1 伝導であることが確認できた。

　この貴重な心電図を記録に残しておくことは重要である。つまり、ATP を投与するとき、あるいは迷走神経刺激手技を行うときも、12 誘導心電図を装着し、記録しながら投与することを強くお勧めする。

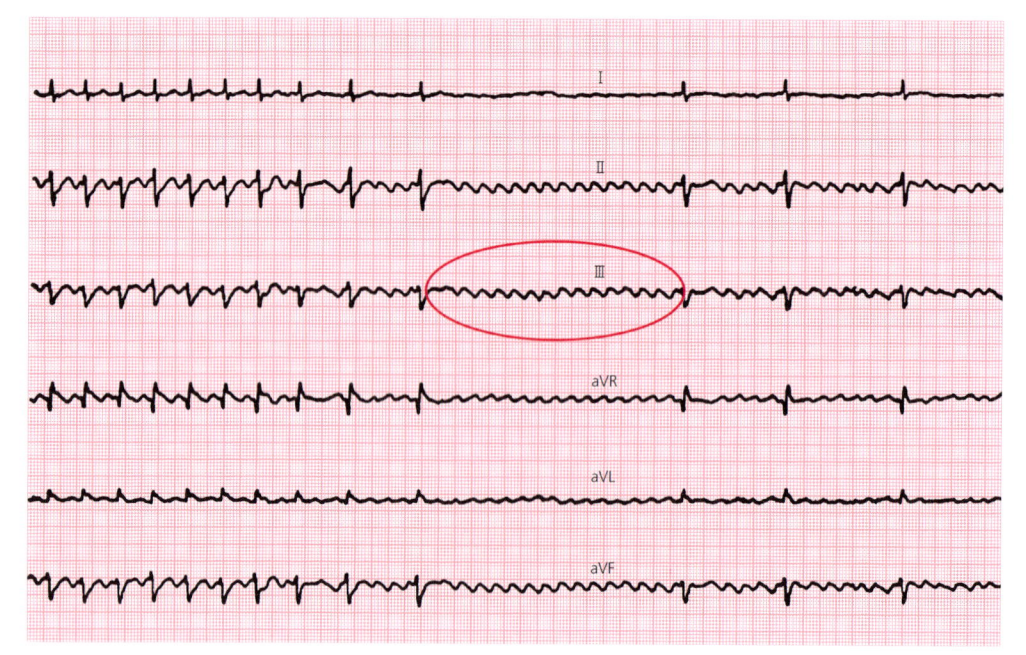

図 4-17　12 誘導心電図　心房粗動 ATP で鋸歯状波

JCOPY 498-03798

この後の治療は、頻拍性心房細動と同様、通常まずは心拍数コントロールを施すことになる（p.56 図4-4）。具体的には、β遮断薬や、カルシウム拮抗薬を点滴、もしくは内服で開始する。ATPよりも血中半減期が長く、安定した心拍数コントロールが得られる。CHADS2スコアなどの塞栓症リスクに応じ、抗凝固療法も併用を考慮する。

　他の患者の心房粗動4：1〜6：1伝導の例である。

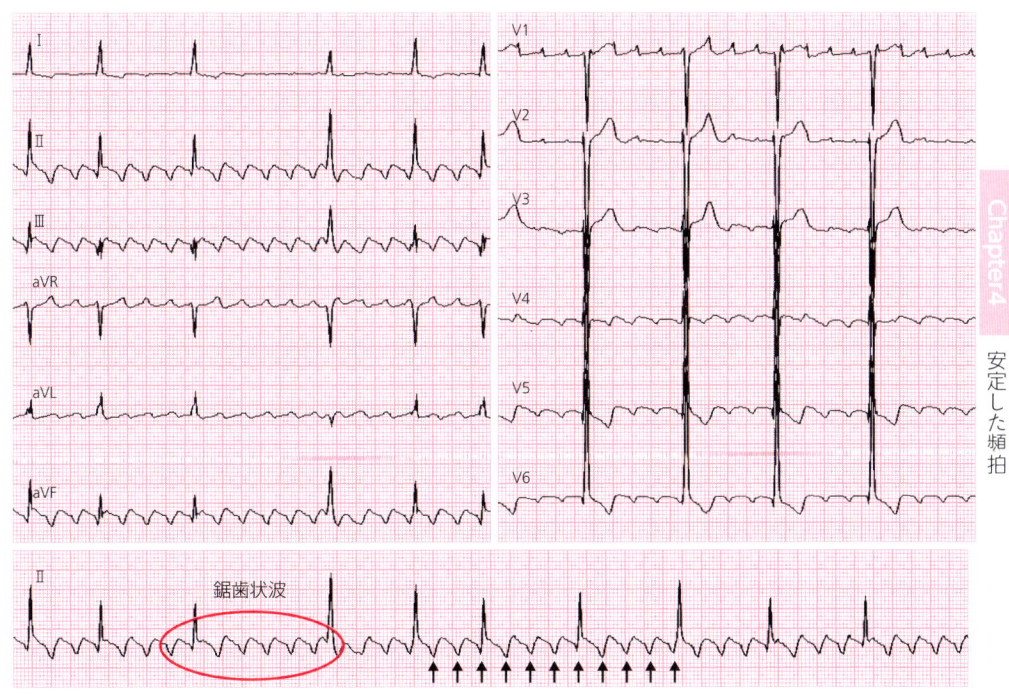

図4-18 12誘導心電図　心房粗動4：1伝導

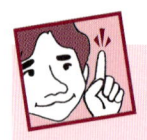

ポイント

☑ 事実と解釈
事実：QRS 幅の狭い頻拍で、RR 間隔整、P 波なし、鋸歯状波
解釈：心房粗動 2：1 伝導
☑ 電話での報告は「事実」で伝えよう
☑ 1 枚の 12 誘導心電図のみで診断をつける必要はない
☑ その場合、迷走神経刺激手技や ATP 投与が、PSVT との鑑別に有用
☑ 迷走神経刺激手技や ATP 投与は、心電図を記録しながら行う

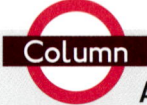

Column

ATP は喘息に禁忌

　動悸を主訴に救急外来受診した 70 歳男性。バイタルサインは安定しているが、心拍数は 150/ 分ほどの頻拍である。既往に気管支喘息があり自宅近くの診療所に通院中、シングレア、アドエア、サルタノールを内服しているが、30 年間は発作はないという。12 誘導心電図記録。幅の狭い QRS、RR 間隔は整、P 波は見えない安定した頻拍として、迷走神経刺激として息こらえをしてもらうが変化なし。気管支喘息はあり、ATP が喘息発作を助長しうるという危惧はあるものの、30 年間発作はないとのことであり、投与に踏み切った。10 mg 静注するも心電図は変化なし。20 mg 投与したところ、心電図波形は RR が伸び、鋸歯状波が確認でき、心房粗動 2：1 伝導と診断に至った。しかし、それと同時に、激しい喘息発作をきたしてしまった。β2 刺激薬の吸入するも無効、繰り返しつつ、ステロイド静注、ネオフィリン静注、ついにはアドレナリン 0.3 mg 皮下注まで行い、余計に頻拍化するなど、一体自分は何の治療をしているのか？　と思ってしまう事態となった。幸い発作は徐々に軽減したが、結局呼吸器内科に入院となってしまった。

　ATP は気管支攣縮をきたしうるため、気管支喘息の方には禁忌である。ATP は、非常に血中半減期の短い（30 秒以内）薬であるが、誘発された気管支喘息はすぐには治まらず遷延した。

JCOPY 498-03798

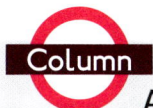

Column ATP で心房粗動は止まらないが、PSVT は止まる理由

　心房粗動の原因となる電気の通り道（リエントリー回路）は、房室結節を通らない。迷走神経刺激や ATP で房室結節の伝導を抑制しても、リエントリー回路は回ったままである。それが心電図の鋸歯状波に該当する。

　一方、PSVT の多くは、そのリエントリー回路の一部が房室結節を通っている。迷走神経刺激や ATP で房室結節の伝導を抑制すると、リエントリー回路ごと停止するのである。

2 安定した（症状のない）徐脈

1 洞性徐脈

軽い動悸を主訴に 50 歳男性が独歩で救急外来を受診。

バイタルサインを測定したところ、血圧 120/80 mmHg、脈拍 35/ 分、呼吸数 15 回 / 分、SpO$_2$ 97％。

患者は、意識があり、バイタルサインも安定しており、重篤な症状や兆候は呈していない。しかし、脈がやけに遅くどうやら、何らかの不整脈がありそうだ。

状態が安定しているので、焦る必要はない。不整脈がありそうなので、心電図を記録しよう。

モニター心電図のみならず、余裕がある限り 12 誘導心電図を記録することが原則である。12 誘導心電図を記録した。

JCOPY 498-03798

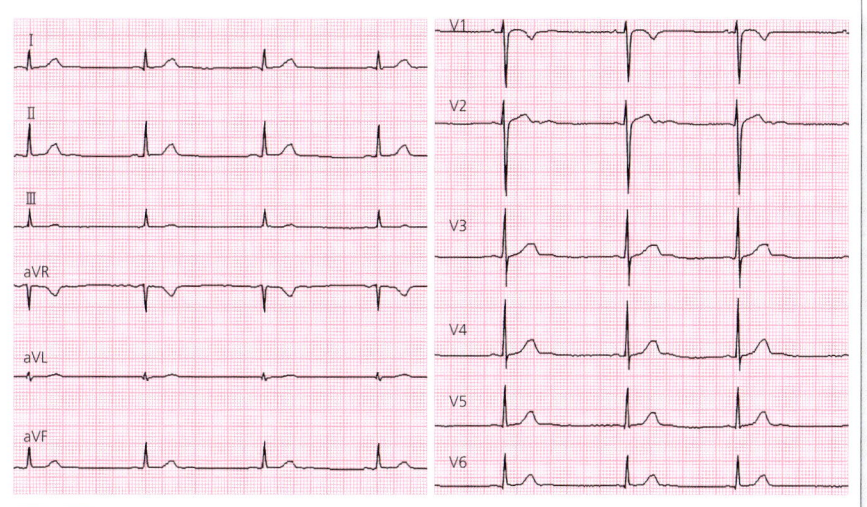

図 4-19 12 誘導心電図

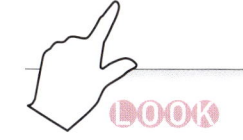

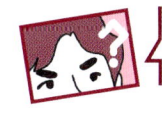 **どう考え、どう行動するか？**

　心電図読影は、まずリズム解析である。

　12 誘導心電図であれば、II 誘導を見てみると良い。

　モニター心電図であれ、12 誘導心電図であれ、リズム解析の基本は、以下の 4 ステップの手順である。

●リズム解析手順

① 心拍数：速いか？ 遅いか？

② QRS 幅：広いか？ 狭いか？

③ RR 間隔：整か？ 不整か？

④ P 波：あるか？ ないか？ 形は？ 位置は？

　これをフローチャートの形で表現したものが次の図である。

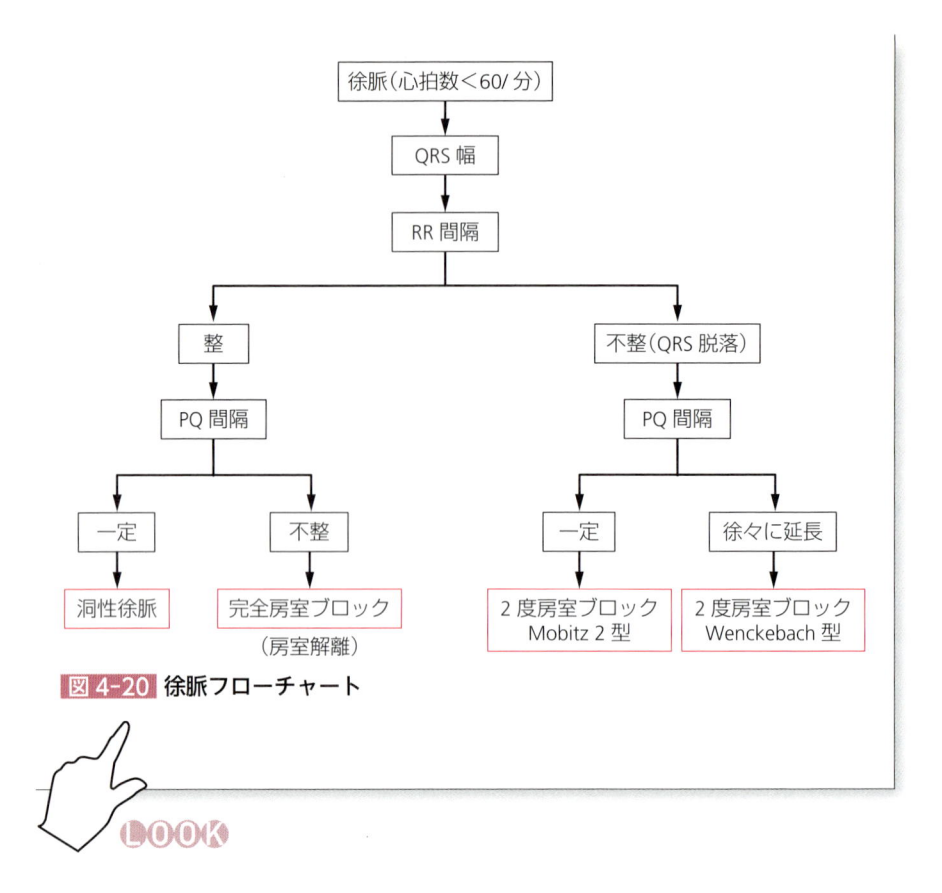

図4-20 徐脈フローチャート

(In figure)
徐脈(心拍数＜60/分)
QRS幅
RR間隔
整
不整(QRS脱落)
PQ間隔
PQ間隔
一定
不整
一定
徐々に延長
洞性徐脈
完全房室ブロック
（房室解離）
2度房室ブロック Mobitz 2型
2度房室ブロック Wenckebach型

LOOK

　徐脈は大雑把に房室ブロックと洞不全の2つに分けられ、房室ブロックは1-3度に分けられる。

　臨床上問題となる不整脈は、洞不全と、2, 3度房室ブロックである。

1. 洞不全
2. 房室ブロック
　　1度房室ブロック
　　2度房室ブロック Wenckebach型（1型）
　　2度房室ブロック Mobitz 2型
　　3度房室ブロック

上記のフローチャートに沿って、リズム解析手順を考えてみよう。

JCOPY 498-03798

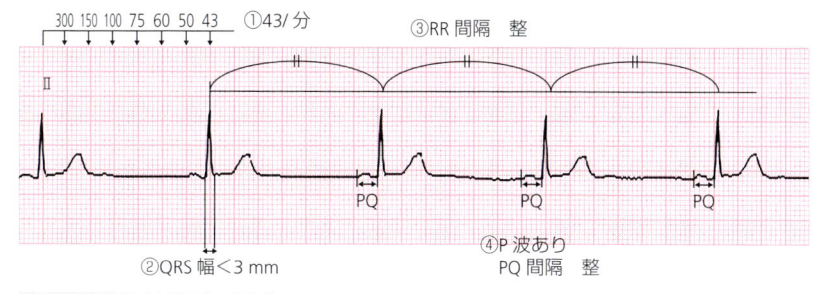

①43/分　　　③RR 間隔　整

Ⅱ

300 150 100 75 60 50 43

PQ　　　PQ　　　PQ

②QRS 幅＜3 mm

④P 波あり
PQ 間隔　整

図 4-21 洞性徐脈Ⅱ誘導

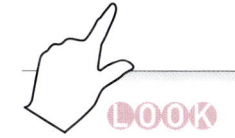

●心電図リズム解析手順

① 徐脈　心拍数 <50/ 分
② QRS 幅狭い
③ RR 間隔整
④ P 波あり、PQ 間隔は全て等しい

　心電図学的には心拍数 <60/ 分が徐脈性の定義であるが、臨床上問題となる徐脈は <50/ 分である。徐脈における QRS 幅は、徐脈性の不整脈名には関係はない。しかし、補充調律の安定性に関与してくる要素であり（幅が広い方が補充調律が不安定）、一般的に QRS 幅は狭いより広い方が危険である、ということだけ覚えておこう。RR 間隔が整である場合は、2 度房室ブロックは否定的ということになる。洞性徐脈か、完全房室ブロックの可能性が高くなる。

　P 波はあり、上向きの P 波が再現性を持って QRS の前に存在する。PQ 間隔は全て等しい。したがって、完全房室ブロックではなく、洞性徐脈の可能性が最も高い。

　徐脈で、注目すべきポイントは、RR 間隔と P 波である。

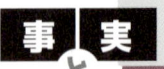

事実と解釈	徐脈（心拍数 43/ 分）、QRS 幅が狭い、RR 整、P 波あり、PQ 間隔は等しい
解釈	洞性徐脈

　目の前のこの心電図を、電話で医師・上級医に伝える場合、どのように伝えるか？

電話での推奨伝達方法

「50 歳男性、安定した徐脈の患者です。心拍数 40/ 分ほど、QRS 幅が狭く、RR 間隔整、P 波あり、PQ 間隔一定。洞性徐脈です」

　マラソンランナーなど、通常から洞性徐脈の人もしばしば見かける。脈が遅いだけで、病的ということはない。徐脈の症状、つまり、ふらつき、呼吸苦、めまい、失神などがなければ少なくとも緊急の対処は不要である。

　とはいえ、なぜ徐脈になっているのか念のため考えよう。

　その際も Hs & Ts が役立つ。比較的多いのが、薬剤性である。徐脈を呈する薬として代表的なのが、β遮断薬（アーチスト®、メインテート®など）、カルシウム拮抗薬（ワソラン®、ヘルベッサー®など）などが代表的である。特に、循環器疾患の患者はβ遮断薬処方がとても多い。徐脈を見たら、内服薬を必ず確認しよう。

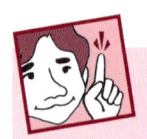

ポイント

- ☑ 事実と解釈
  事実：徐脈で、RR 間隔整、P 波あり、PQ 間隔一定
  解釈：洞性徐脈
- ☑ 電話での報告は「事実」で伝えよう
- ☑ 無症状の洞性徐脈は緊急の対処は不要
- ☑ 原因として、薬剤性と電解質異常はまずチェックしよう

JCOPY 498-03798

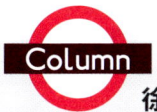

Column

徐脈ですが、徐拍ではない

　70歳男性。自宅血圧計で、脈拍が30台/分と遅いので心配……とのことで救急外来を受診。脈が遅い、というだけで、それ以外の自覚症状はありません。

　研修医が対応、バイタルサインは安定、自覚、他覚症状ともに問題なし。心電図を記録して、当直の私まで連絡をくれました。

　「ご自宅では脈拍30台/分の徐脈のようでしたが、今は60台/分に戻っています。心室性期外収縮（PVCs）が出ています」

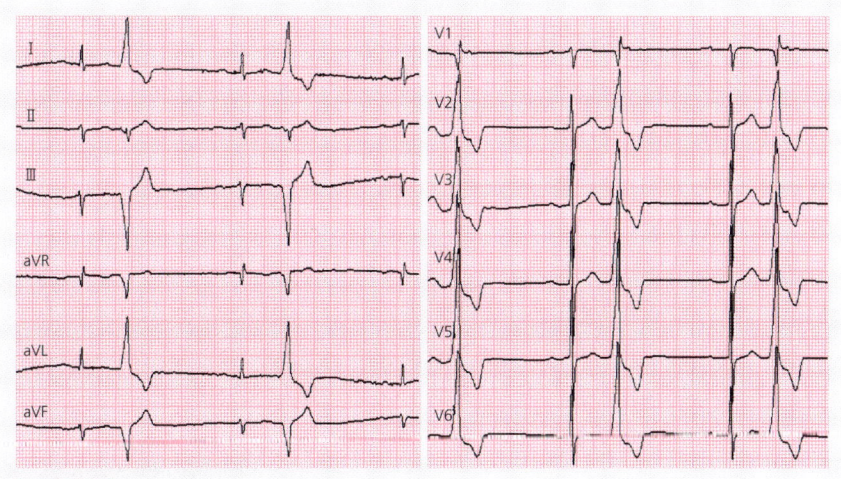

図 4-22 徐脈と徐拍

　「なるほど。洞調律ですが、心室性期外収縮の二段脈となっています。正常洞調律とPVCs合わせて、心拍数60台/分となっているようです。ただ、末梢動脈を触知してみると、正常洞調律時はしっかり触知するものの、PVCsの時はごく微弱か、ほとんど触知できません。

　つまり、自宅でも洞調律＋PVCsの二段脈で心拍数はおおよそ60台/分だったものの、自宅血圧計ではPVCs時の脈拍をカウントできずに、30台/分と表示してしまったものと推測されます。

　病歴と諸検査よりPVCsの原因となる、急を要する疾患はなさそうで、無症候性"徐脈"、無症候性PVCsであり、とりあえず経過観察で帰宅としました。

　徐脈ですが、徐拍ではない、といえるでしょう。心拍数は必ずしも脈拍数と同じではないということです。

　このような二段脈で、PVCsの拍動が極めて弱く、めまいなどの徐脈症状を呈することもあるそうです。私は遭遇したことはないですが、知人の不整脈専門医が言っていました。

Chapter4

安定した（症状のない）徐脈

2 完全房室ブロック（3度房室ブロック）

　軽い動悸を主訴に 50 歳男性が独歩で救急外来を受診。

　バイタルサインを測定したところ、血圧 120/80 mmHg、脈拍 40/ 分、呼吸数 15 回 / 分、SpO_2 97%。

　患者は、意識があり、バイタルサインも安定しており、重篤な症状や兆候は呈していない。しかし、脈が遅い。12 誘導心電図を記録した。

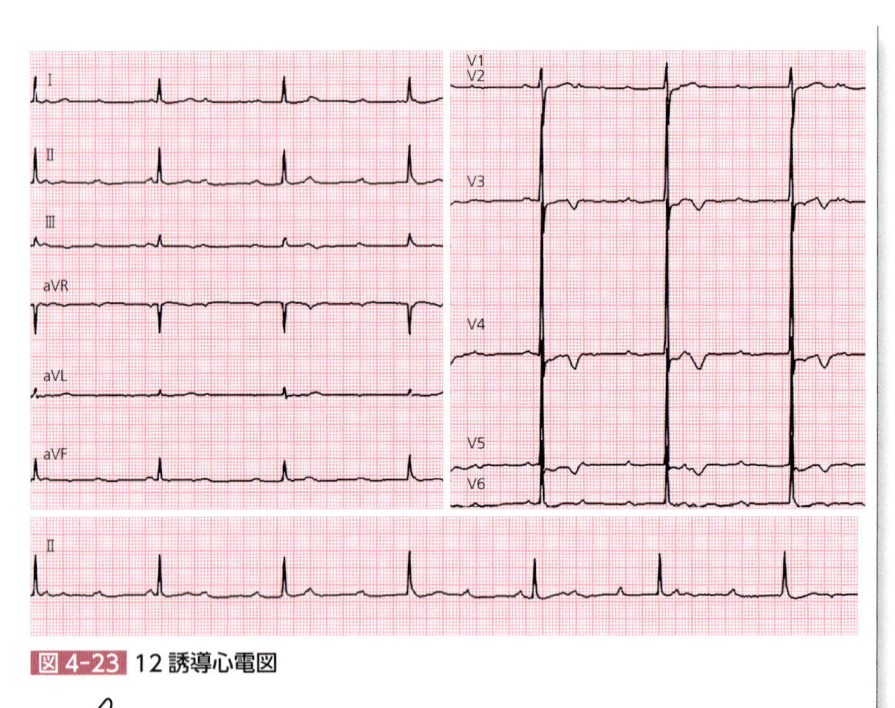

図 4-23 12 誘導心電図

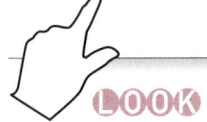

JCOPY 498-03798

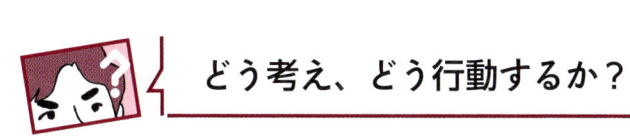

どう考え、どう行動するか？

Let's Try 　図 4-20 をみながらやってみよう

●**心電図リズム解析手順**

① _____

② _____

③ _____

④ _____

事　実
と
解　釈

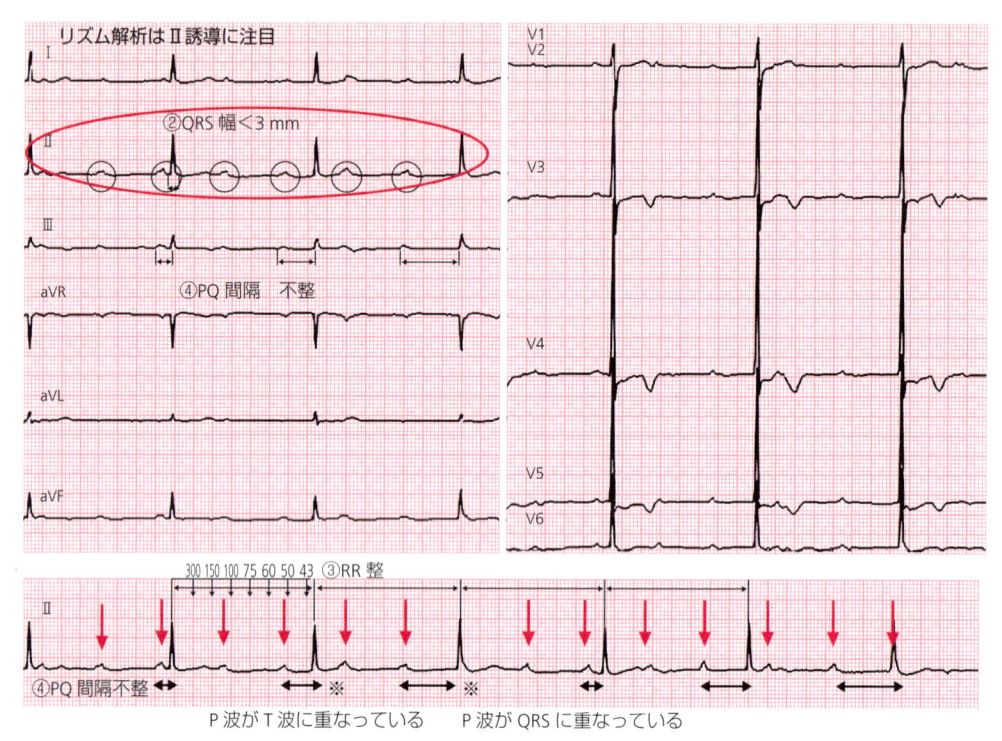

図 4-24 12 誘導心電図　CAVB 解説付き

●心電図リズム解析手順 （図4-20参照）

① 遅い（心拍数 40/ 分）

② QRS 幅：狭い（<3 mm）

③ RR 間隔：整

④ P 波あり。PQ 間隔がバラバラ

洞性徐脈との鑑別のキーは、PQ 間隔である。

完全（3 度）房室ブロックとは、心房（つまり P 波）と心室（QRS 波）の連絡が切れてしまったことにより生じる不整脈である。P 波と QRS の連動が完全に欠如しているということである。P 波は、P 波で勝手に働き（赤矢印）、QRS 波は QRS 波で勝手に動く（房室解離という）。つまり、P 波の後に一定間隔で QRS 波が追従する洞性徐脈に対して、P 波に QRS 波が追従しない。多くの場合 PQ 間隔が短くなったり長くなったり、まちまちである（黒矢印）。そして、よく見ると QRS 波の前以外の場所にも P 波が出現していることに気づく（例えば※印）。

JCOPY 498-03798

このような※印のP波を見つけることが難しい人は、PQ間隔がバラバラであることに注目すると良い。PQ間隔が長くなったり短くなったりまた長くなったりするケースは完全（3度）房室ブロックの可能性が高い。

　症状のない徐脈は基本的には緊急の対処は不要だが、完全（3度）房室ブロックと後述の2度房室ブロックMobitz 2型は、慎重に対応すべく循環器医に早期に相談することをお勧めする。

　心拍数が遅ければ遅いほど、リスクは上がると考えよう。QRS幅も狭いよりも広い方がよろしくない。最も重要なことは、一過性であれ、徐脈による症状があるかないかだ。あれば、緊急の対処を企てよう。

　リスクの高くない、慢性的な完全（3度）房室ブロックもあるが、その判断を非循環器医が下すのはお勧めしない。

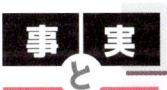 徐脈（心拍数40/分）、QRS幅が狭い、RR整、P波あり、房室解離、PQ間隔は不整

解釈 完全（3度）房室ブロック

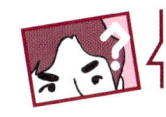 目の前のこの心電図を、電話で医師・上級医に伝える場合、どのように伝えるか？

電話での推奨伝達方法

「50歳男性、安定した徐脈の患者です。心拍数40/分ほど、QRS幅が狭く、RR間隔整、P波あり、PQ間隔バラバラ、房室解離あり。完全（3度）房室ブロックです」

循環器医は、十分な問診を含め、完全房室ブロックのリスクを推し量り、一時的ペースメーカーを挿入するか検討する。Hs & Ts を中心に、可逆的な原因を検索する。洞性徐脈同様、薬剤 [β遮断薬（アーチスト®、メインテート® など）、カルシウム拮抗薬（ワソラン®、ヘルベッサー® など）など]、高カリウム血症、虚血などが比較的よく遭遇する原因である。

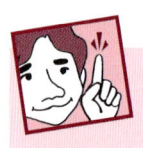

ポイント

- ✓ 事実と解釈
  事実：徐脈で、RR 間隔は整、Ⅱ誘導で上向きの P 波が存在するが、QRS と連動していない（房室解離）、PQ 間隔がバラバラ
  解釈：完全房室ブロック（3 度房室ブロック）
- ✓ 電話での報告は「事実」で伝えよう
- ✓ 完全房室ブロックは、無症状でも対処が必要な場合がある

JCOPY 498-03798

3 2度房室ブロック Mobitz 2型

　一過性のめまいを主訴に 50 歳男性が独歩で救急外来を受診。

　バイタルサインを測定したところ、血圧 120/80 mmHg、脈拍 50/ 分、呼吸数 15 回 / 分、SpO_2 97％。

　患者は、意識があり、バイタルサインも安定しており、重篤な症状や兆候は呈していない。しかし、時に脈が抜ける感じがある。とりあえず心電図モニターを装着した。

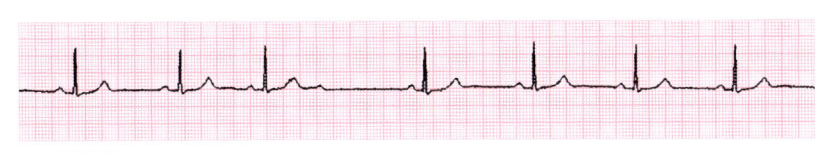

図 4-25 心電図モニター

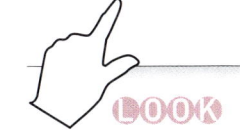

どう考え、どう行動するか？

Let's Try 　図 4-20 をみながらやってみよう

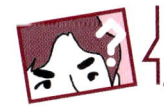

●**心電図リズム解析手順**

① _____

② _____

③ _____

④ _____

事 実 と
解 釈

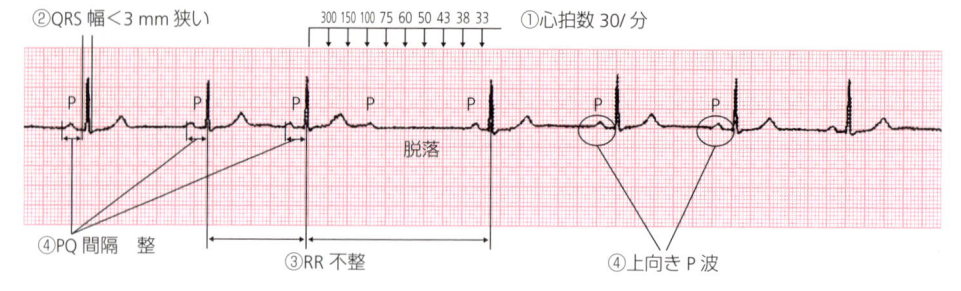

②QRS 幅＜3 mm 狭い

300 150 100 75 60 50 43 38 33　①心拍数 30/ 分

脱落

④PQ 間隔　整

③RR 不整

④上向き P 波

図 4-26 心電図モニター　2AVB 解説

●心電図リズム解析手順（**図 4-20** 参照）

① 一部遅い（一部心拍数 30/ 分ほど）
② QRS 幅：狭い（<3 mm）
③ RR 間隔：不整（一部間隔が空いている）
④ PQ 間隔が一定だが、突如 QRS が脱落する

　基本的な心拍数は徐脈となっていなくても、RR 間隔が一部不自然に広くなっている。このような場合は、洞性徐脈や完全房室ブロックの可能性は低下する。
　次に注目すべきは P 波、特に PQ 間隔である。PQ 間隔が一定で突如、QRS 波が追従しておらず脱落する場合、2 度房室ブロック Mobitz 2 型である。

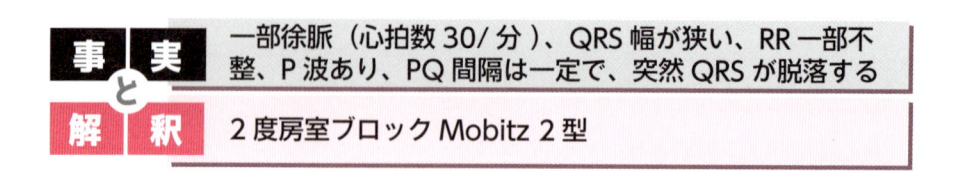

事実　一部徐脈（心拍数 30/ 分）、QRS 幅が狭い、RR 一部不整、P 波あり、PQ 間隔は一定で、突然 QRS が脱落する

解釈　2 度房室ブロック Mobitz 2 型

　2 度房室ブロック Mobitz 2 型は、完全（3 度）房室ブロックと並び、危険性を秘めた不整脈と考えておくこと。重篤な徐脈に移行する可能性が相対的に高いからである。

JCOPY 498-03798

図 4-27 は、2 度房室ブロック Mobitz 2 型患者が突如、心停止に陥った例である。目の前の 2 度房室ブロック Mobitz 2 型患者が無症状だからと言っても必ずしも安全とは言えないのである。一過性にでも徐脈に関連すると思われる症状があれば、一時的ペースメーカー留置など慎重な対応を考慮する必要がある。

　PQ 間隔に注目すると、それまでは一定であるにもかかわらず、"突如" QRS が脱落する、つまり前兆なく脱落すると驚くだろう。なので危険と覚えよう。

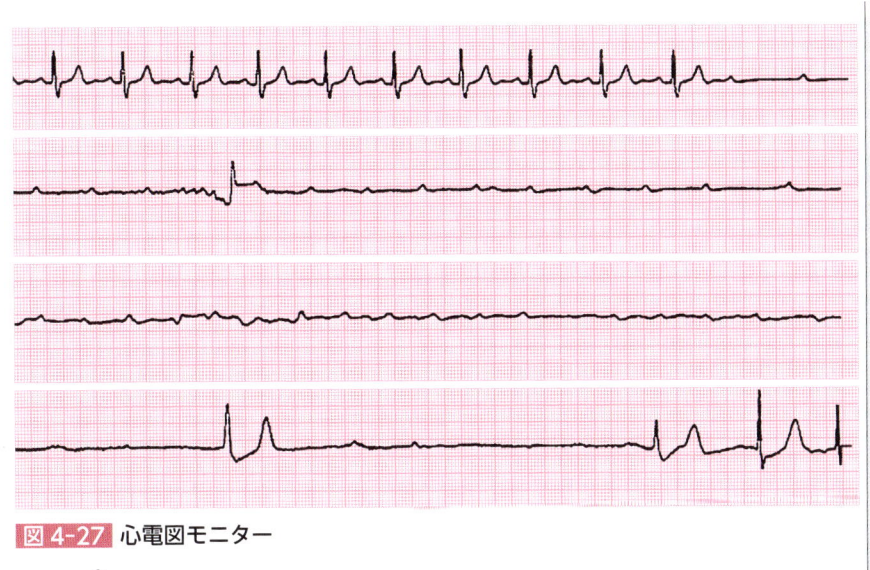

図 4-27 心電図モニター

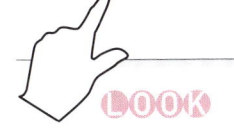

　では、目の前のこの心電図 図 4-25 を、電話で医師・上級医に伝える場合、どのように伝えるか？

「50 歳男性、安定した徐脈の患者です。PQ 間隔は一定で突如 QRS 波が脱落、2 度房室ブロック Mobitz 2 型です」

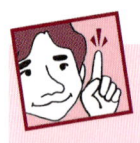

ポイント

☑ 事実と解釈
事実：一部 RR 間隔が広い（徐脈、RR 間隔は一部不整）。PQ 間隔が一定のまま、突如 QRS が脱落している
解釈：2 度房室ブロック Mobitz 2 型

☑ 電話での報告は「事実」で伝えよう

☑ 2 度房室ブロック Mobitz 2 型は、完全（3 度）房室ブロックと並び、危険性を秘めた不整脈である

☑ 完全房室ブロックは、無症状でも対処が必要な場合がある

4 2度房室ブロック Wenckebach型（1型）

心電図モニターを装着していた入院中の 50 歳男性。

定時のバイタルサインを測定したところ、血圧 120/80 mmHg、脈拍 50/ 分、呼吸数 15 回 / 分、SpO_2 97%。

患者は、意識があり、バイタルサインも安定しており、重篤な症状や兆候は呈していない。

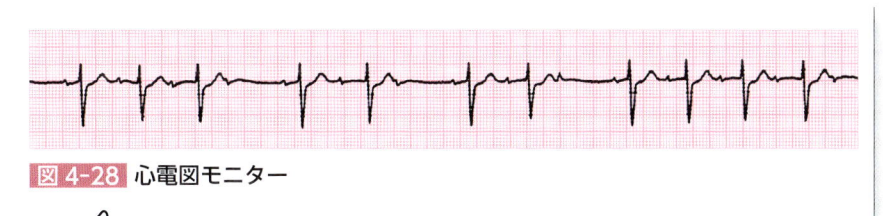

図 4-28 心電図モニター

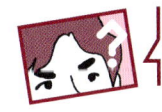

LOOK

どう考え、どう行動するか？

Let's Try ✏ 図 4-20 をみながらやってみよう

● 心電図リズム解析手順

① _____
② _____
③ _____
④ _____

事 実 _____
と
解 釈 _____

Chapter4　安定した（症状のない）徐脈

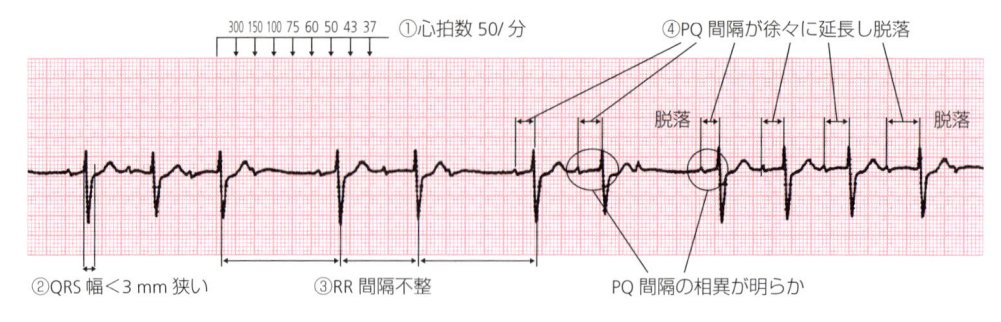

図中ラベル:
300 150 100 75 60 50 43 37　①心拍数 50/ 分　④PQ 間隔が徐々に延長し脱落
脱落　脱落
②QRS 幅＜3 mm 狭い　③RR 間隔不整　PQ 間隔の相異が明らか

図 4-29 心電図モニター　2AVB Wenchbach　解説

●**心電図リズム解析手順**（**図 4-20** 参照）⋯⋯⋯⋯⋯⋯⋯⋯⋯⋯⋯⋯⋯⋯⋯
① 一部遅い（心拍数 50/ 分）
② QRS 幅：狭い（<3 mm）
③ RR 間隔：不整（一部間隔が空いている）
④ PQ 間隔が徐々に延長し、ついに QRS が脱落する
⋯⋯⋯⋯⋯⋯⋯⋯⋯⋯⋯⋯⋯⋯⋯⋯⋯⋯⋯⋯⋯⋯⋯⋯⋯⋯⋯⋯⋯⋯⋯⋯⋯⋯⋯

　基本的な心拍数は徐脈となっていなくても、RR 間隔が一部不自然に広くなっている。このような場合は、洞性徐脈や完全（3 度）房室ブロックの可能性は低下する。次に注目すべきは P 波、特に PQ 間隔である。

　P 波の後に QRS 波が追従しておらず脱落し、RR 間隔が空いている。PQ 間隔に注目すると、徐々に PQ 間隔が延長して、ついには QRS が脱落している。2 度房室ブロック Wenckebach 型（1 型）である。

　わかりにくい場合は、QRS が脱落している箇所の前後の QRS の PQ 間隔を比べてみよう。最短の PQ 間隔と最長の PQ 間隔の比較となり、差が大きいので判断しやすい。

　2 度房室ブロック Wenckebach 型（1 型）は、比較的安全な不整脈であり、通常治療は要しない。健康人でもホルター心電図を装着すると夜間就寝時に出現していることが珍しくない。

　前兆があり、その後脱落するので驚かない。なので危険性は低いと思おう。

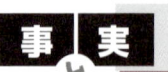

事　実 一部徐脈（心拍数 50/ 分）、QRS 幅が狭い、RR 一部不整、P 波あり、PQ 間隔は徐々に延長し、QRS が脱落する

解　釈 2 度房室ブロック Wenckebach 型（1 型）

JCOPY 498-03798

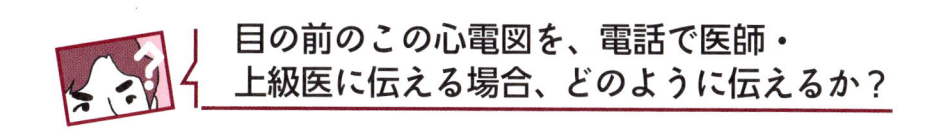

目の前のこの心電図を、電話で医師・
上級医に伝える場合、どのように伝えるか？

電話での推奨伝達方法

「50 歳男性、安定した徐脈の患者です。PQ 間隔は徐々に延長し、QRS 波が脱落、2 度房室ブロック Wenckebach 型です」

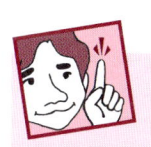

ポイント

- ☑ 事実と解釈
  事実：一部 RR 間隔が広い（徐脈、RR 間隔は一部不整）。PQ 間隔が徐々に延長し、ついには QRS が脱落している
  解釈：2 度房室ブロック Wenckebach 型（1 型）
- ☑ 電話での報告は「事実」で伝えよう
- ☑ 比較的安全な不整脈であり、通常治療は要しない

CHAPTER 4 のまとめ

- 安定頻拍でも、QRS 幅が広い場合は慎重に対処する。
- 症状のない徐脈は基本的に緊急の対処は不要
- ただし、完全（3 度）房室ブロック、2 度房室ブロック Mobitz 2 型は、緊急の対処が必要な可能性がある。
- 電話での報告は「事実」で伝えよう。

リズムの異常事例集

1 この頻拍は不安定頻拍か？

Case 1

　70 歳男性、肺炎で入院中。近日退院予定。入院時の心電図は洞調律で右脚ブロックだった。その日の朝の検温で不整脈は認めていなかったことが確認されている。昼頃、突然の動悸と気分不快でナースコール。看護師が対応し、バイタル測定。意識清明、血圧 70/mmHg、心拍数 150/ 分程、SpO$_2$ 96％。冷汗あり。12 誘導心電図を記録した。入院時と各誘導の QRS 波の向き（極性）は変化ない。

JCOPY 498-03798

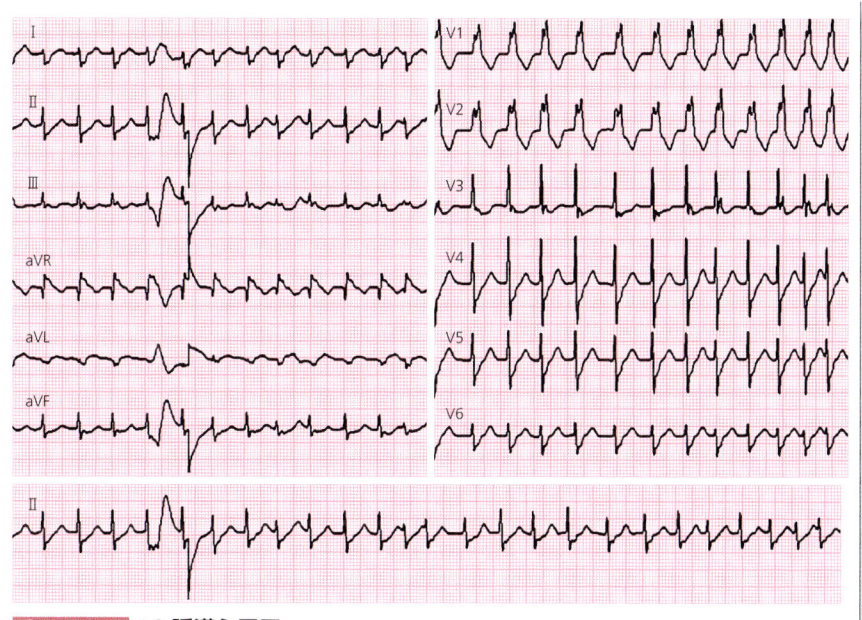

Case 1-1 12誘導心電図

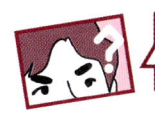

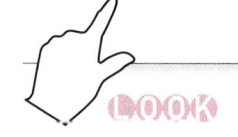 ## どう考え、どう行動するか？

〈経過〉

　優秀な研修医が対応した。突然の動悸、ほぼ頻拍発作の発症が明らかで、それとともに血圧が低下、ショック徴候（冷汗）あり。頻拍発作が原因となり状態が悪くなっていると考えて間違いないと考え循環器医にすぐさま連絡した。

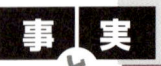

事実	頻拍（心拍数 150/ 分）、低血圧、ショック徴候
解釈	不安定頻拍

電話での推奨伝達方法

「70 歳男性、不安定頻拍です。同期電気ショックが必要です」

　循環器医が駆けつけ、研修医とともに同期電気ショックを施行し、洞調律に回復した Case 1-2 。血圧や自覚症状も改善した。

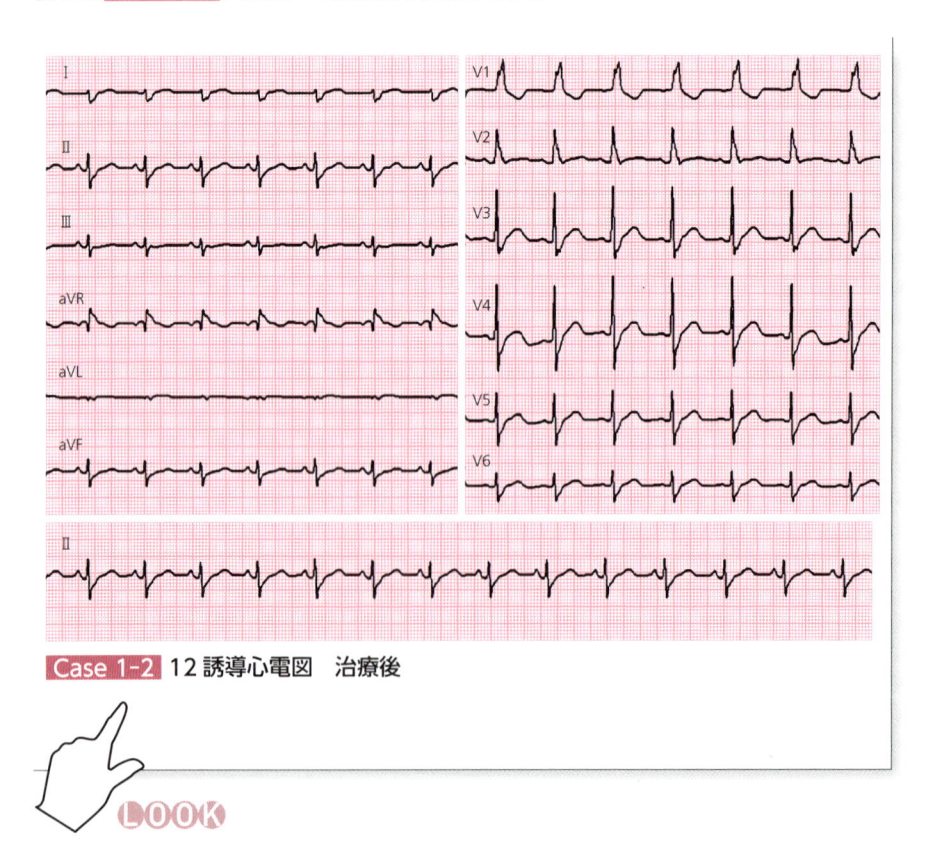

Case 1-2 12 誘導心電図　治療後

LOOK

JCOPY 498-03798

〈解説〉

研修医の対応は 100 点満点である。

頻拍発作時の心電図を解析してみると、

●心電図リズム解析手順 （図 4-2 参照）

① 頻拍　心拍数 150/ 分ほど

② QRS 幅は広い >3 mm が、もともと右脚ブロックであり、変化なし。
　 つまり、狭い QRS と同等の扱いとなる

③ RR 絶対不整　→　心房細動である

④ P なし

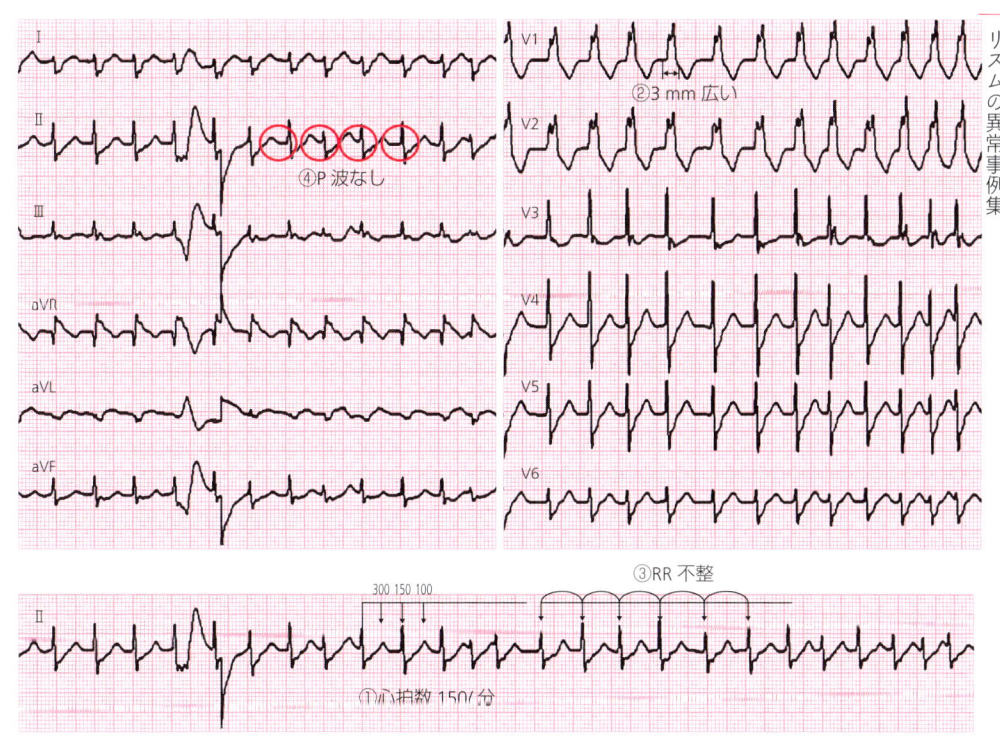

Case 1-3-1 12 誘導心電図　AF ＋ RBBB 解説

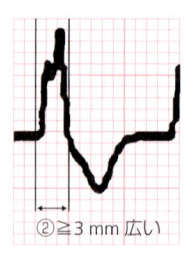

②≧3 mm 広い

Case 1-3-2 ②拡大図

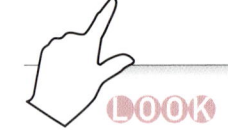

LOOK

　頻拍性心房細動が突然発症し、ショック状態になったと考えられる。不安定頻拍である。低心機能や弁膜症が基礎にあると、頻拍性心房細動発作によりショックになることはしばしばあるが、この患者は基礎心疾患は明らかではなかった。

　心房細動を除細動する際には、血栓塞栓症のことを考える必要がある。通常、発症後 48 時間以内に除細動をするのであれば、塞栓症発症の確率は低いと考えられている。このケースのように、発症間もない場合は、その塞栓症発症率は極めて低いと思われ、躊躇なく除細動してよいものと考える。

　ではこの例はどうだろう。

Case 2

　70 歳男性。1 か月前からの呼吸困難、症状悪化するため救急受診。意識清明、血圧 160/100 mmHg、心拍数 160/ 分ほど、SpO_2 90％（室内気）。会話は可能だが、息遣いは荒く、仰臥位で呼吸困難は悪化、座位で楽になる。下腿浮腫あり。

JCOPY 498-03798

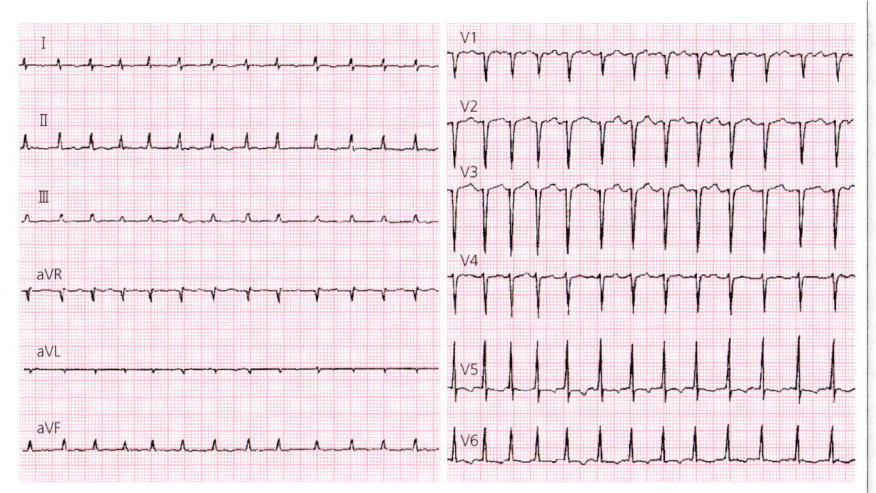

Case 2-1 12 誘導心電図

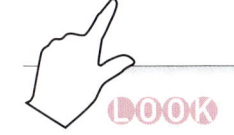

呼吸困難、低酸素、起坐呼吸、下腿浮腫などから、心不全が強く疑われる。

頻拍が原因となり、心不全を発症した、すなわち、「不安定頻拍」と解釈し、同期電気ショックを検討する、という人はいるだろう。

大変難しい判断なのだが、このケースは「不安定頻拍」とは考えない。

この不整脈は、以下のごとく心房細動である。

●心電図リズム解析手順（ 図4-2 参照） ······················

① 頻拍　心拍数 160/ 分ほど

② QRS 幅は狭い　<3 mm

③ RR 絶対不整　→　心房細動である

④ P なし

確かに、心不全の原因は頻拍性心房細動と考えられるが、経過が急性ではない。わかりやすく流れを説明すると、頻拍性心房細動が 1 か月前から持続したことで、心機能が低下（頻拍起因性左室機能低下）し、その結果やや慢性的に心不全が増悪してきたということである。

リズムの異常事例集

実際にこの患者の左室駆出率は 20％ほどであった（頻拍性心房細動治療後は、正常に回復した）。

頻拍性心房細動→頻拍起因性左室機能低下→心不全増悪

　つまり、心不全の直接の原因は頻拍起因性左室機能低下なのである。かつ、少なくとも 1 か月は持続している可能性がある心房細動は、左房内血栓形成の可能性、そして、除細動に伴う塞栓症発症リスクが高くなる。したがって、同期電気ショックを行う場合は、慎重を要する。経食道心臓超音波にて左房内血栓の検索を施す必要が出てくる。
　このように、実際の臨床では「不安定頻拍」の判断が一筋縄ではいかない場面も少なからずある。不慣れな人は、自分で問題を抱え込むのではなく、少しでも経験や知識のありそうな人にリーチアウトすることは大変重要なことである。恥ずかしいことではなく、リーチアウトは「スキル」である。

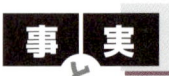 **事実と解釈**

事　実	頻拍（心拍数 160/ 分）、RR 不整、P なし、心不全兆候、1 か月前から
解　釈	頻拍性心房細動→左室機能低下→心不全

電話での推奨伝達方法

「70 歳男性、心不全です。1 か月前からの頻拍性心房細動が原因と思います。心拍数 160/ 分、QRS 幅狭く、RR 間隔不整、P 波なし」

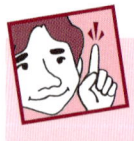

ポイント
- ☑ 頻拍性不整脈が発症直後に状態が不安定なら「不安定頻拍」
- ☑ 頻拍性心房細動が発症してから時間が経過している場合は、「不安定」の解釈には慎重を要する
- ☑ リーチアウトはスキルである

JCOPY 498-03798

2 QRS 幅の広い頻拍

Case 3

　80 歳女性が呼吸苦、食欲不振を主訴に救急受診。血圧 110/70 mmHg、脈拍数 170/ 分ほど、酸素飽和度 90％（室内気）。12 誘導心電図を記録。

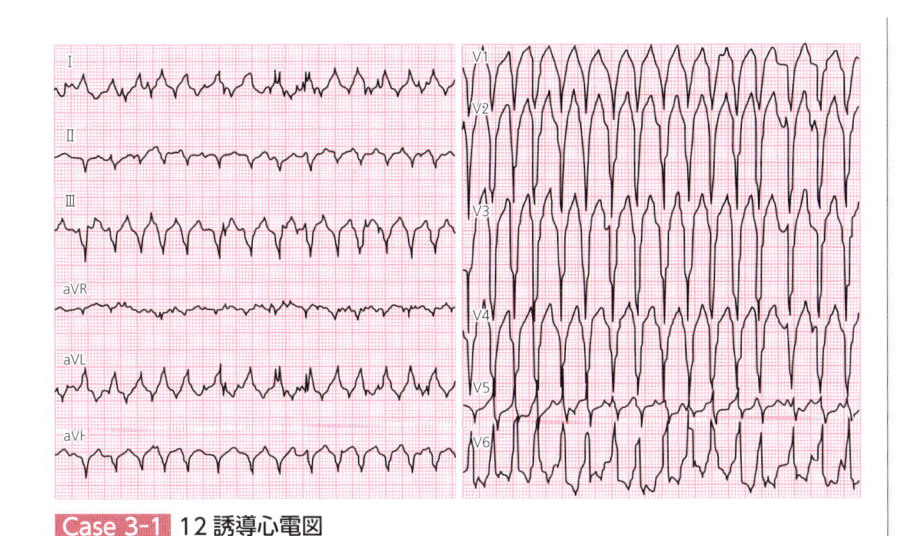

Case 3-1 12 誘導心電図

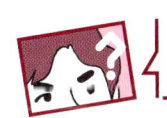

どう考え、どう行動するか？

〈経過と解説〉

　低酸素ではあるが、血圧は保たれている。安定頻拍か、不安定頻拍かの判断は

迷うところであろう。とりあえず、リズム解析をしてみよう。

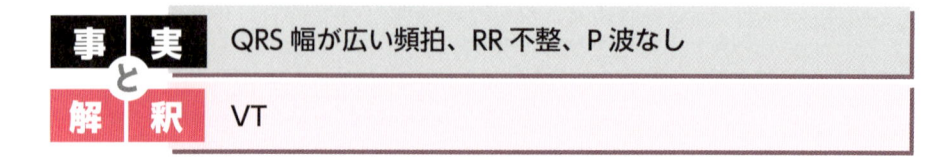

●**心電図リズム解析手順**（図4-2 参照）
① 頻拍（心拍数 170/ 分 ）
② QRS 幅が広い（3 mm） → VT と考える
③ RR 不整
④ P がはっきりしない

頻拍で、QRS 幅が 3 mm 以上であれば、VT と考える。
ちなみに、明らかな心疾患の既往はない。

事実	QRS 幅が広い頻拍、RR 不整、P 波なし
解釈	VT

電話での推奨伝達方法

「80 歳女性、不安定な VT 疑いの患者です。心拍数 170/ 分程、QRS 幅が広く、RR 間隔不整、P 波は見えません。すぐ来てもらえますか」

　このような対処ができれば OK である。
　QRS 幅の広い頻拍。あまり気持ちのよい波形ではない。" わからねば VT と考えよ "。
　その通りである。非循環器医や医師以外のメディカルスタッフの方なら、循環器医にすぐに相談することで正解である。
　それでは、本当に VT なのだろうか。
　こんな場合に、非常に参考になる情報の 1 つが、過去の心電図である。
　カルテを検索したところ、あった！　1 年前の心電図！

JCOPY 498-03798

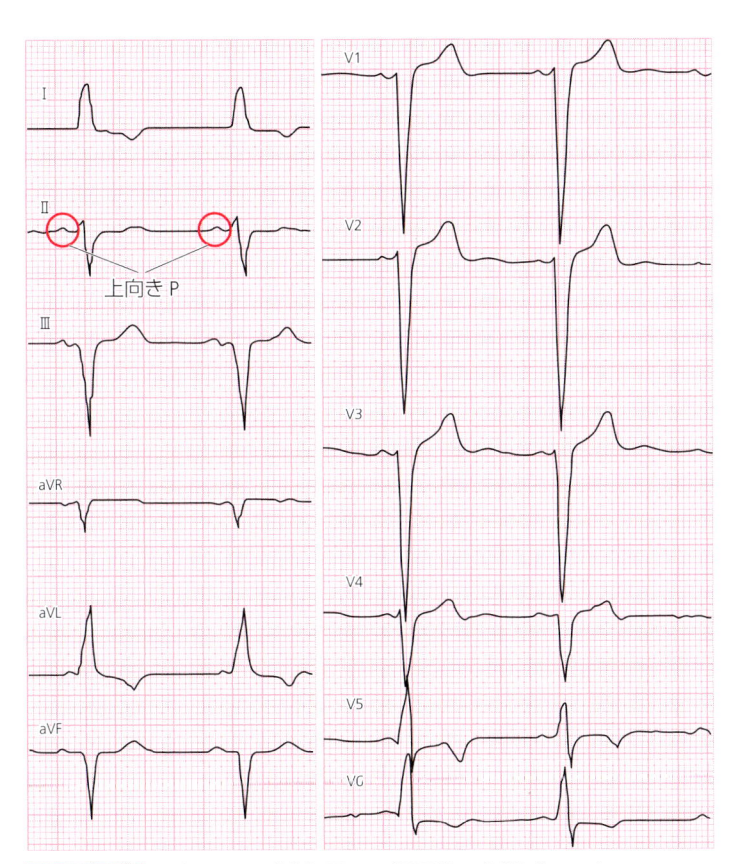

上向き P

Case 3-2 過去の 12 誘導心電図　洞調律＋左脚ブロック

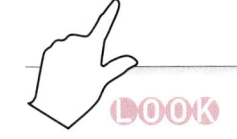

Ⅱ誘導で上向き P 波あり、洞調律。今回の頻拍時のものと比べ、各々の誘導の QRS の向き（極性）は同じである。QRS 幅は広く、元来の左脚ブロックだったことがわかる（p.12 図 1-11 参照）。

先の頻拍時の RR 間隔は不整であり、これは元来の左脚ブロック＋頻拍性心房細動の可能性が高い。VT ではない。

非循環器医がここまで読む必要はないが、過去の心電図を入手することで貴重な情報となり、診断に近づくことができるということは覚えておこう。

このケース、ジゴキシン、ジルチアゼム静脈内投与により、心拍数コントロールを施した。P 波は確認できず、RR 間隔は絶対不整、心房細動であることがわかる。

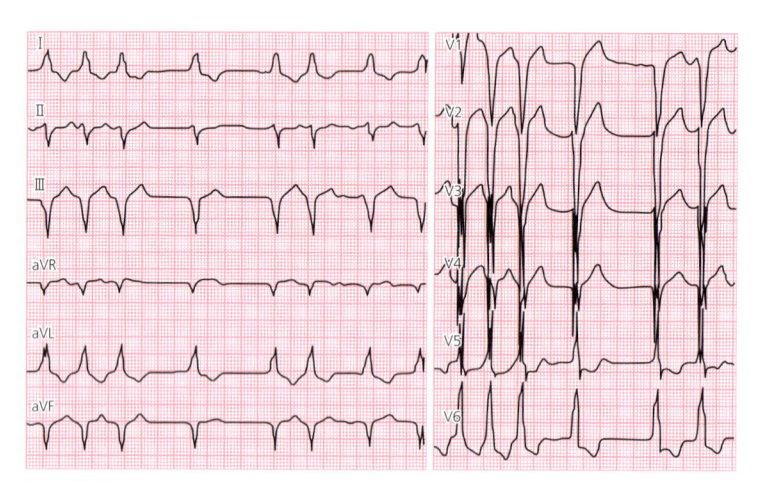

12 誘導心電図　心房細動＋左脚ブロックレートコントロール後

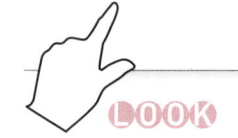

LOOK

　結局、頻拍性心房細動により心不全に陥ったという病態だった。

　心室応答コントロールと心不全治療により病態は改善傾向を示した。

　心不全症状を有する頻拍だと、前項のケースのように（p.104）不安定頻拍と考え、同期電気ショックが第一選択となる。非循環器医のみで対処せざるをえない状況においては、その方針も完全に間違いというわけではないが、発症時期不明の心房細動でもあり、塞栓症をきたしてしまうリスクはある。やはり、可能な限り循環器医にコンサルトすることがより安全と考える。リーチアウトは「スキル」である。

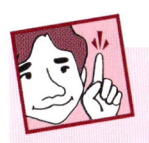

ポイント

- ☑ 左脚ブロックの患者が上室由来の頻拍になると QRS 幅の広い頻拍になる
- ☑ 過去の心電図を入手することで診断の大きなヒントになる
- ☑ 頻拍性心房細動が発症してから時間が経過している場合は、「不安定」の解釈は慎重にする必要がある
- ☑ リーチアウトはスキルである

リズムの異常事例集

③ 胸痛で ST 低下

Case 4

　60 歳女性 1 時間前からの突然の胸痛を主訴に救急外来に搬送された。血圧 160/94 mmHg、心拍数 170/ 分程、SpO_2 96%（室内気）、意識清明で会話可能だが、表情は苦悶様。12 誘導心電図を記録した。

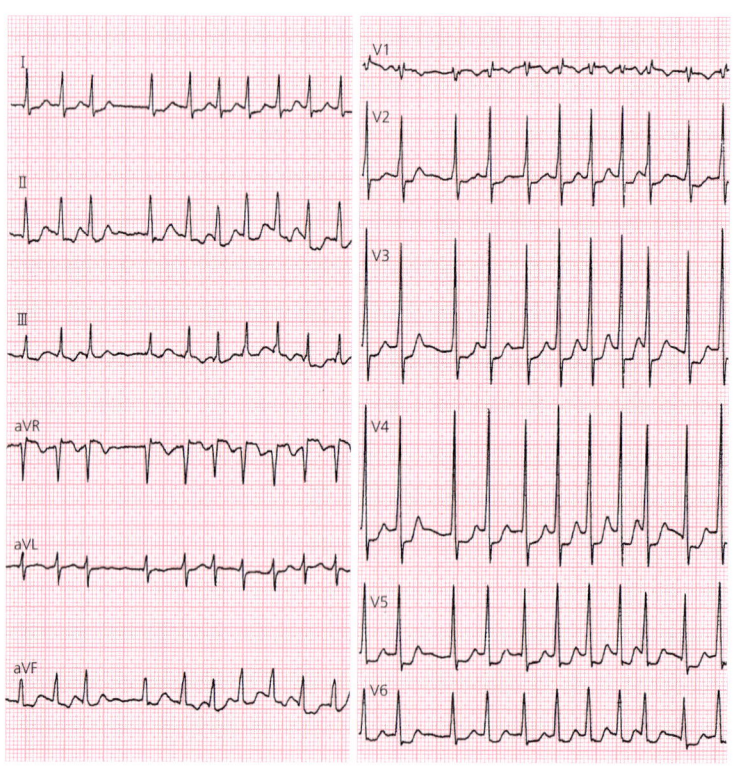

Case 4-1 12 誘導心電図

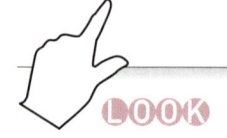

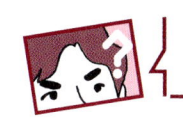

どう考え、どう行動するか？

〈経過〉

　非循環器医が対応。胸痛を訴えており、ST が低下しているということで狭心症を疑った。ニトロ舌下錠を舌下させたところ、自覚症状が悪化、血圧は 77/52 mmHg に低下し、心拍数も 180/ 分ほどまでにむしろ上昇。患者は不穏状態、安静保持不能となった。

　そこに呼ばれた循環器医が到着。鎮静下に同期電気ショックを行い洞調律に回復。自覚症状は改善、血圧も回復した。

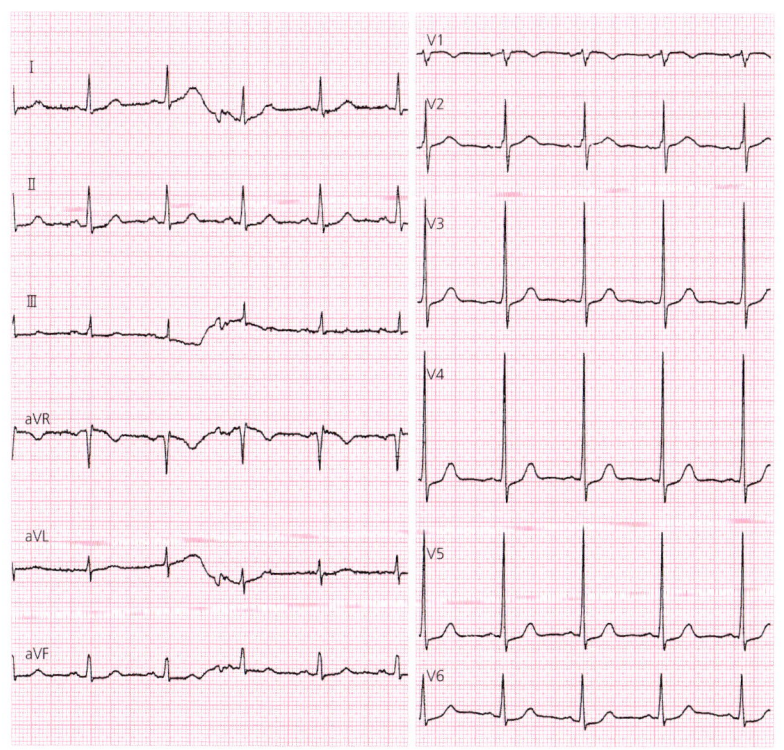

Case 4-2 12 誘導心電図　洞調律に回復

〈解説〉

　患者の主訴が「動悸」ではなく、「胸痛」という表現だったことで不整脈というよりも狭心症という切り口で患者を診ることになってしまったようだ。確かにST は低下しているが、**頻拍性不整脈に伴う ST 低下は、冠動脈狭窄病変を反映せず、あまり病的意義がないことが一般的である。**

　また、ニトロ舌下錠は、頻拍時には禁忌である。今回のように低血圧を惹起しやすいからである。

　このケースでは、ニトロ舌下錠でショックになった。ショックになった原因が直接頻拍ではないものの、状態はかなり不安定であったため同期電気ショックでの治療を選択した。

　それでは、この患者は当初からどのような対処をすればよかったのだろうか。

　来院時、自覚症状は強いものの、バイタルサインは比較的安定しているため、慌てる必要はない。ST 低下にとらわれず、心電図の基本はまずはリズム解析である。

　この不整脈は、以下のごとく心房細動である。

●**心電図リズム解析手順**（図 4-2 参照）
① 頻拍　心拍数 170/ 分ほど
② QRS 幅は狭い＜3 mm
③ RR 絶対不整　→　心房細動である
④ P なし

電話での推奨伝達方法

「60 歳女性、安定した頻拍の患者です。心拍数 170/ 分ほど、QRS 幅が狭く、RR は絶対不整、P 波は見えず、心房細動の可能性が高そうです」

　問診の 1 時間前から発症した頻拍性心房細動の可能性が高い。ST 低下に意義が乏しいと考えれば、まずはこの頻拍性心房細動への対処を施すことが妥当であろう。心拍数コントロールとして、カルシウム拮抗薬（ワソラン®、ヘルベッサー®）を内服もしくは静脈投与、β 遮断薬（メインテート® など）内服を検討

することになる。

　発症間もないということを考えれば、同期電気ショックも選択肢である。

　ちなみに、この患者は後日虚血性心疾患の精査を行ったが、心筋虚血は認めなかった。

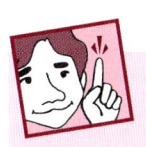
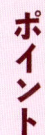

☑ 心電図の基本はまずはリズム解析である
☑ 頻拍性不整脈の ST 低下は意義が乏しい
☑ ニトロは頻拍時は禁忌

4 本当に VT？

Case 5

　循環器病棟。70歳男性、冠動脈バイパス手術、術後数日。心電図モニターのアラームが鳴った。

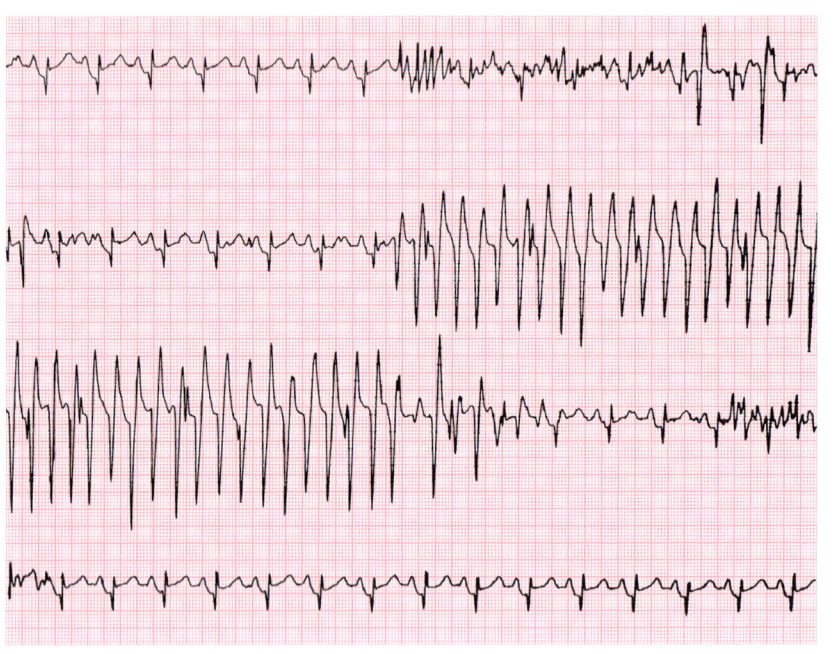

Case 5-1 心電図モニター

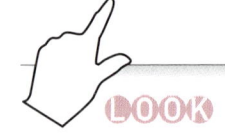

JCOPY 498-03798

どう考え、どう行動するか？

〈経過〉

担当看護師は「VT 波形が出ています。来てください」

呼ばれた循環器医により、これはノイズだから心配ないと言われた。

〈解説〉

看護師のとった行動は間違いではない。

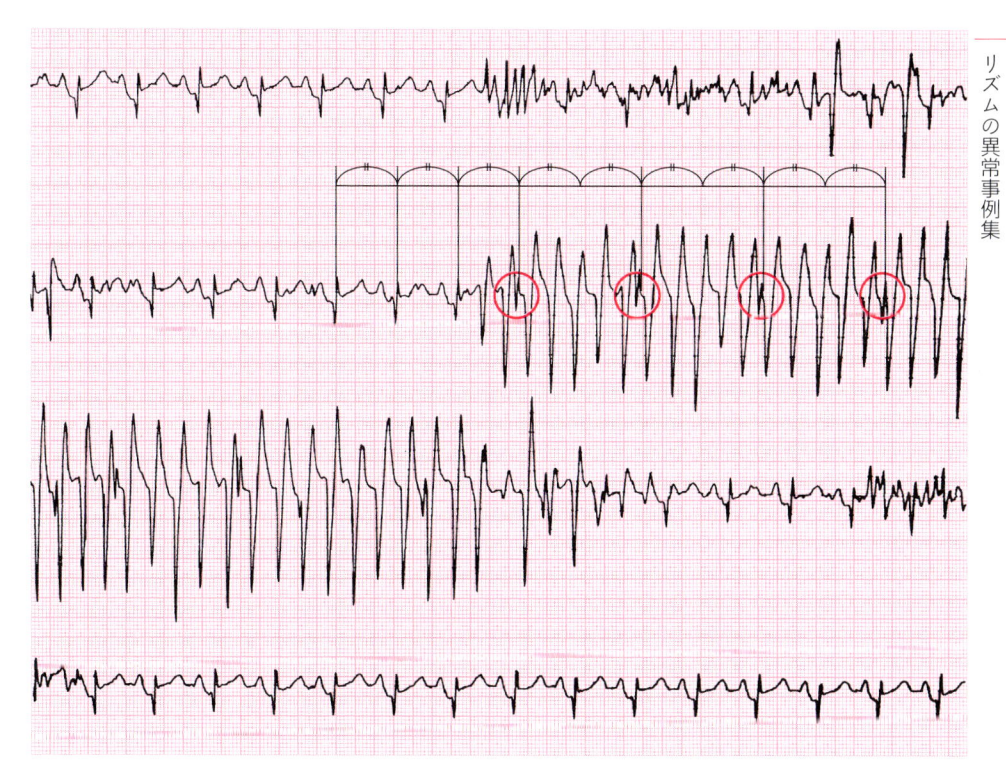

Case 5-2 心電図モニター　ノイズ、解説

●**心電図リズム解析手順**（図4-2 参照）

① 速い心拍数 300/ 分に近い
② QRS 幅広い
③ RR 間隔は概ね整
④ 頻拍中の P 波は判然とせず

QRS 幅の広い頻拍は、図4-2 のアルゴリズムから、VT と考えるで良い。
　しかし、波形をよく見てみると幅の広い QRS（らしきもの）の中に洞調律時の QRS と同じような尖った波形が、整数倍の感覚で出現していることがわかる（赤丸）。これは、洞調律の上に、ノイズが重なっていることを示唆する。

　さて、このような状況で、皆様の施設の循環器医はどのような対応をするか？
①幅広い QRS で、確かに VT だね。主治医に連絡して対策講じてもらって。
②これはノイズだよ。もっとよく見てくれよ。こんなことで呼ばないでくれよ。
③確かに、QRS 幅が広い頻拍、すなわち VT に見えるね。VT が否定できないときは呼んでくれて良いよ。呼んでくれてありがとう。でもね、これよく見るとノイズだね。
④確かに、QRS 幅が広い頻拍、すなわち VT に見えるね。VT が否定できないときは呼んでくれて良いよ。呼んでくれてありがとう。この心電図、一緒に見てみよう。この波形の中のノッチのような部分、どう思う？

　④のような対応をする循環器医が増えることを祈っている。

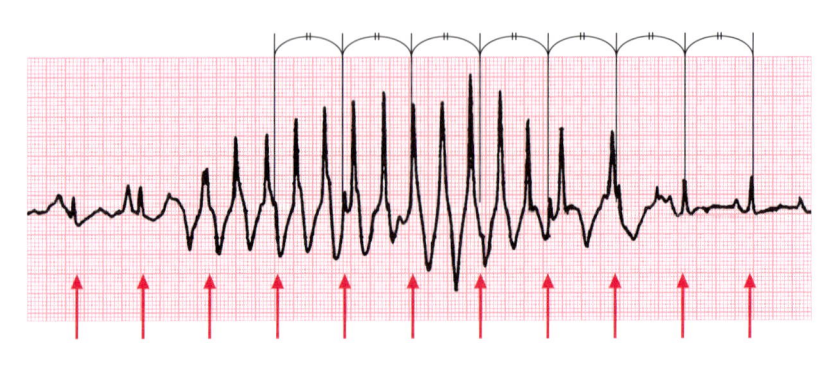

Case 5-3 心電図モニター　ノイズ 2

JCOPY 498-03798

ノイズの例

　これもノイズである。矢印のところに元来の洞調律由来の QRS が重なってい
ると思われます。

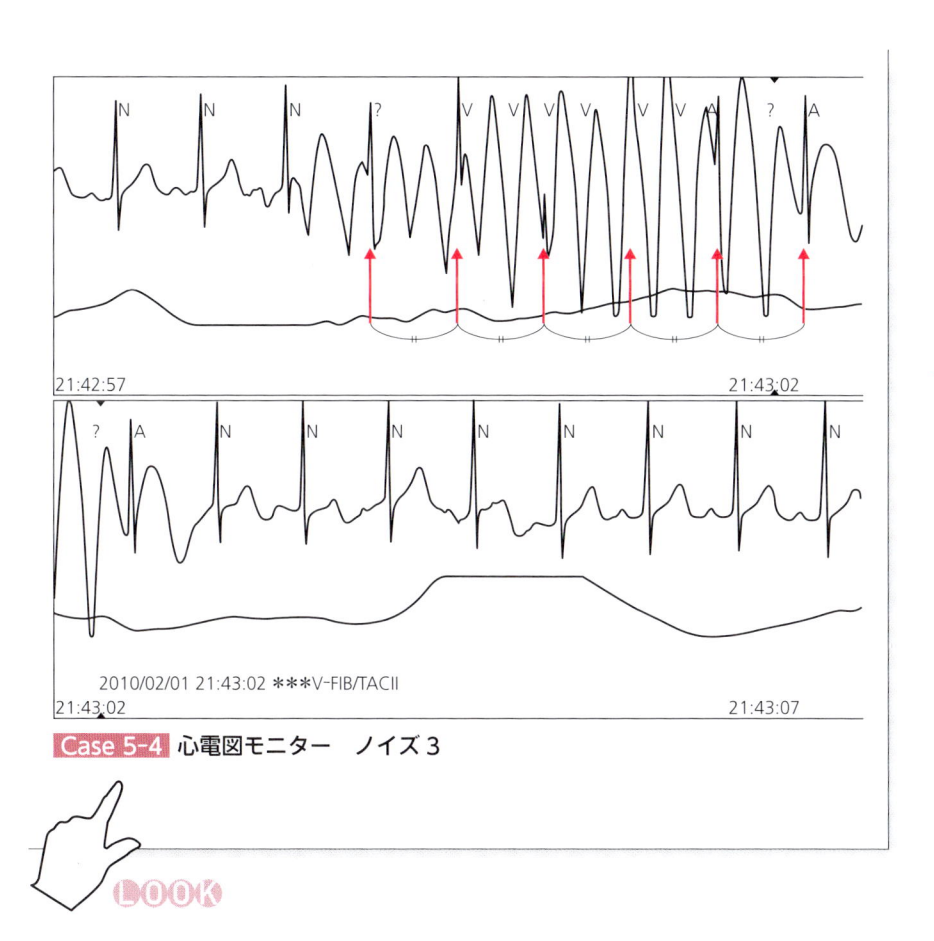

21:42:57　　　　　　　　　　　　　21:43:02

2010/02/01 21:43:02 ＊＊＊V-FIB/TACII
21:43:02　　　　　　　　　　　　　21:43:07

Case 5-4 心電図モニター　ノイズ 3

　幅の広い QRS（らしさもの）のなかに、元来の洞調律の幅の狭い QRS が混在
（赤矢印）していることがわかる。RR 間隔はほぼ一定で、正常洞調律にノイズが
重なっていることがわかる。

5 失神の原因は！？

Case 6

　80 歳女性が、失神を主訴に救急外来を家族とともに独歩受診。自宅で家族と談笑中に突然意識消失、すぐに意識回復した。同じようなことがここ数日で2〜3回あったという。意識回復後は何事もなかったように普通に過ごせる。来院時は全くの無症状。意識清明、血圧 140/70 mmHg、心拍数 40/ 分、酸素飽和度 96％（室内気）。やや徐脈傾向であり、12 誘導心電図を記録した。

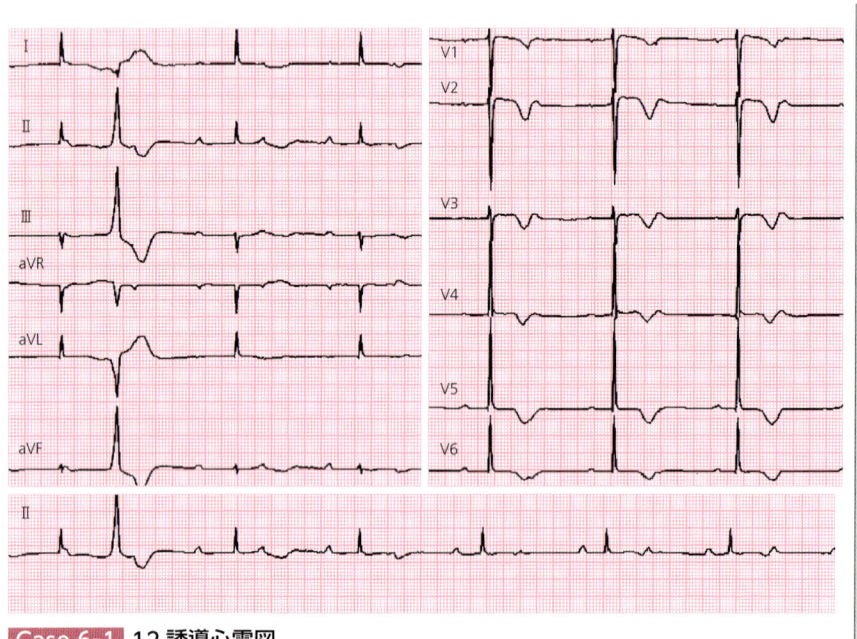

Case 6-1 12 誘導心電図

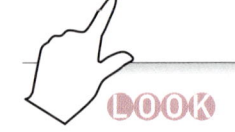

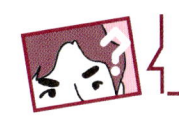

どう考え、どう行動するか？

〈経過と解説〉

　現在、全く自覚症状はなくバイタルサインも安定している。無症候性の徐脈である。12 誘導心電図を解析してみると、

●**心電図リズム解析手順**（ 図 4-20 参照）

① 遅い（心拍数 40/ 分 ）

② QRS 幅：狭い（<3 mm）

③ RR 間隔：整

④ P 波あり。PQ 間隔が不整。房室解離

完全房室ブロックである。

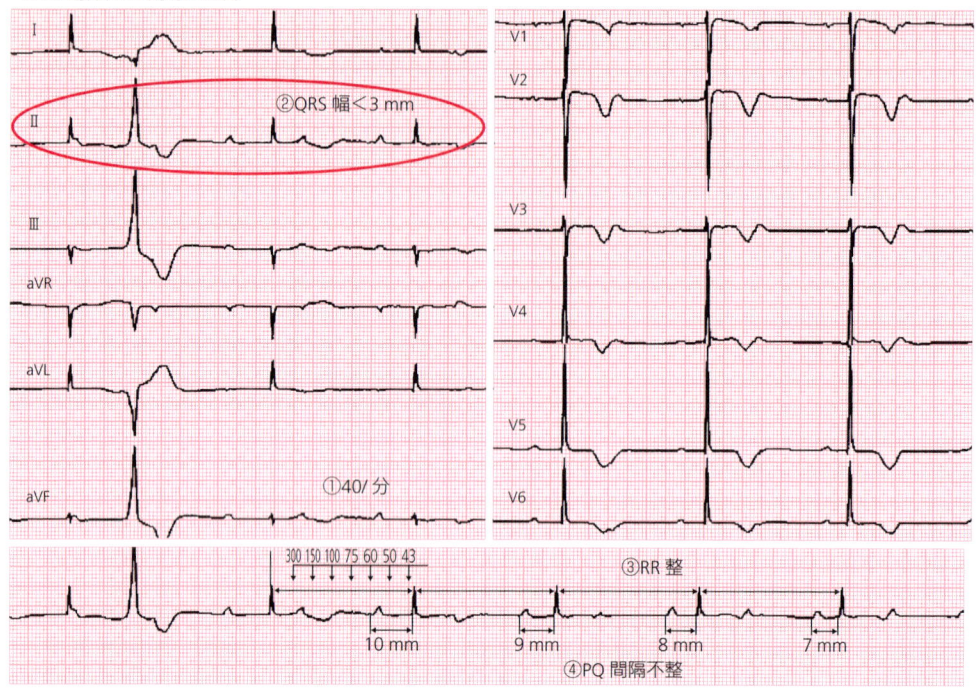

リズム解析はⅡ誘導に注目

②QRS 幅＜3 mm

①40/分

300 150 100 75 60 50 43

③RR 整

10 mm

9 mm

8 mm

7 mm

④PQ 間隔不整

Case 6-2 12 誘導心電図　CAVB 解説

　完全房室ブロックである。数回繰り返しているという失神は、前兆なく、目覚
めも速やかで、心原性失神（アダムスストークス発作）と矛盾しない症状であっ
た。この完全房室ブロックと関連している可能性が高い。とはいえ、今現在全く
の無症状。どのような管理をしたら良いだろうか？　以下の①～③のうちどれを
選ぶか？
　①今現在は無症状だし、一旦帰宅させて翌日改めて循環器科外来を受診させる
　②とりあえず入院させて、心電図モニター管理
　③一時的ペースメーカーを挿入してもらうべく循環器医に連絡

　そもそも、この患者はどのような機序で失神したのだろうか？
　補充調律が出なくなり、長いポーズが出現するパターン（p.99 **図 4-27**）が１
つ。もう１つは、心室頻拍が出現するパターンだ。徐脈になると当然 QT 間隔は
延長する。したがって、いわゆる R on T 現象が起きやすくなる。電気的に脆弱
な T 波の上に QRS 波という電気刺激が加わることで、危険な多形性心室頻拍や

JCOPY 498-03798

心室細動が惹起される現象である。QT 延長に伴った多形性頻拍を「トルサード・ド・ポアンツ（TdP：Torsade de Pointes)」と言う。

トルサード：ねじれ
ド：of
ポアンツ：先端

つまり、「先端のねじれ」。基線を軸に、QRS の先端が上に向いたり、下に向いたりする波形である。

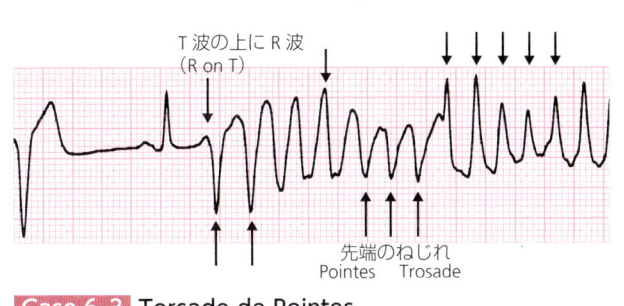

Case 6-3 Torsade de Pointes

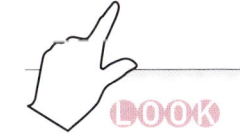

前者の失神の場合は、失神しても補充調律が出てくることが多いと思われる。一方、後者の場合、心室頻拍が一過性であれば失神のみで済むが、一旦心室細動に移行した場合は、自然に自己心拍が再開する可能性が低くなり、突然死につながる。
　したがって、この患者のケースも最も安全な対処は③ということになる。実際に、一時的ペースメーカーを入れるべくカテ室に移動した際に心電図モニターでこのようなトルサード・ド・ポアンツを呈した。

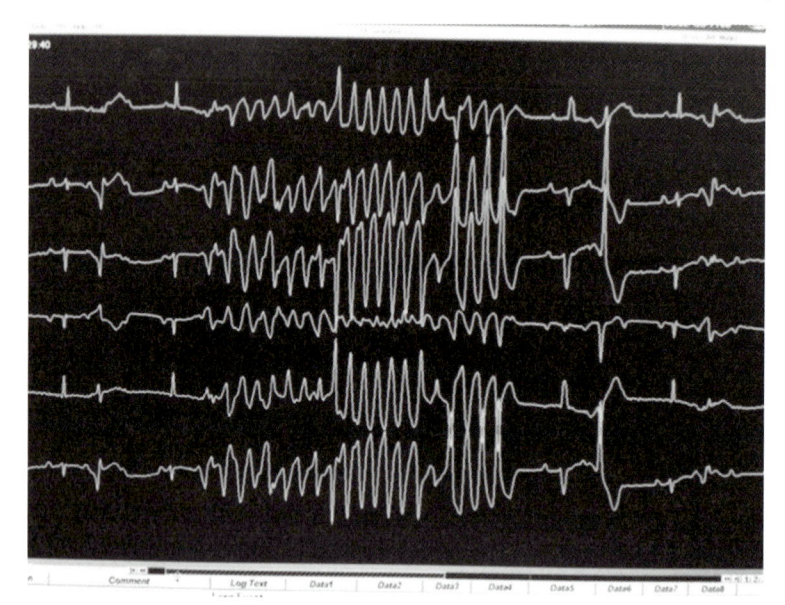

Torsade de Pointes カテ室のモニター

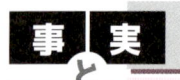

　一時的ペースメーカーで心拍数を上げることで QT 間隔を短縮させ、トルサード・ド・ポアンツを予防。完全房室ブロックの原因となる因子は明らかでなく、不可逆的な病状として、後日恒久的ペースメーカー移植術を施行した。

　以上を踏まえて、非循環器が救急外来でこの失神患者を対応する場合は、③の選択肢がベストである。

事　実 と	徐脈（心拍数 40/ 分）、QRS 幅が狭い、RR 整、P 波あり、房室解離、PQ 間隔は不整
解　釈	完全（3 度）房室ブロック

JCOPY 498-03798

「80 歳女性、今現在は安定した徐脈、完全（3 度）房室ブロックの患者です。心拍数 40/ 分、QRS 幅が狭く、RR 間隔整、P 波あり、PQ 間隔不整、房室解離あり。安定していますが失神をきたしており循環器医の対応が必要と考えます」

　このように、徐脈性不整脈に、頻脈性不整脈（心室頻拍）が合併することがしばしばある。以下は、失神、呼吸苦で救急外来を受診した 70 歳女性 の心電図（肢誘導のみ）である。たこつぼ型心筋障害による左室機能障害を伴い、徐脈（完全房室ブロック）から、間欠的な多形性頻拍を呈していた。このケースも、早急に頸静脈ペーシングを挿入し対処した。

リズムの異常事例集

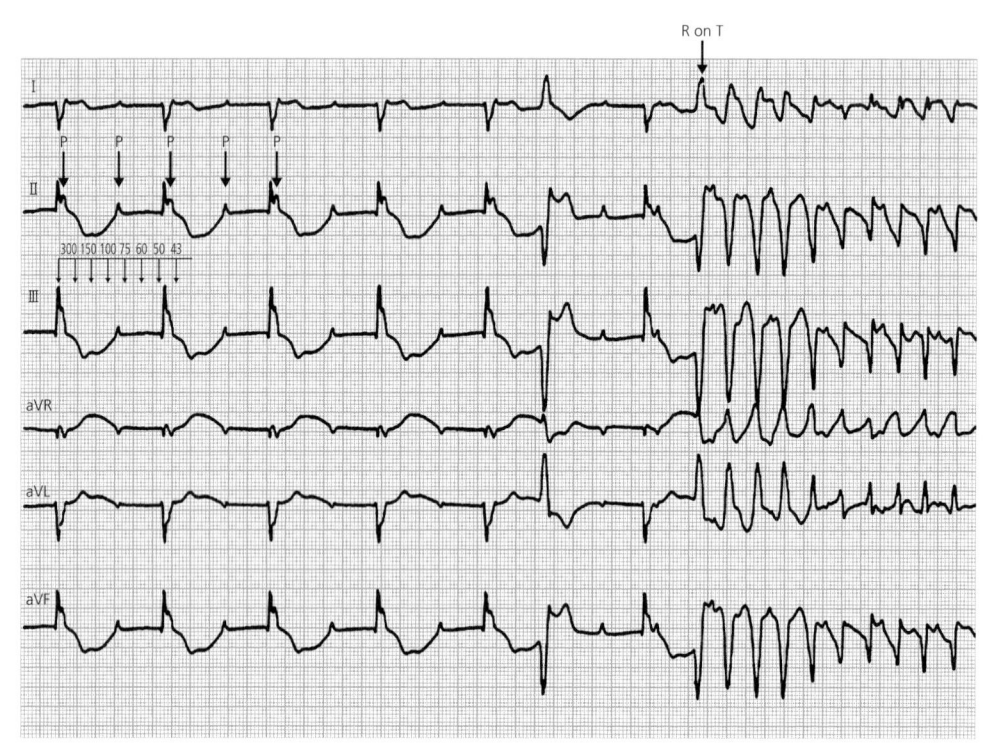

Case 6-5 完全房室ブロック＋Torsade de Pointes

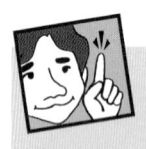

ポイント

- ☑ 心原性失神（アダムスストークス発作）の特徴は、前兆なく意識消失、目覚めは速やか
- ☑ 徐脈での失神は、長いポーズのほか、続発した頻拍発作による場合もある
- ☑ 徐脈では、多形性心室頻拍から心室細動、心停止に至ることがあり、徐脈の治療選択は重要である

JCOPY 498-03798

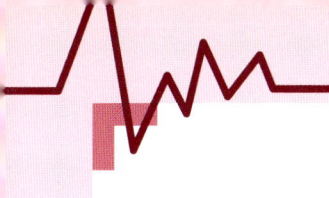

波形の異常

リズムの評価に続き、波形を評価する。

頻拍の時も、徐脈の時も、何でもない時も、波形の異常をチェックする。

様々な波形の異常があるが、ここでは、虚血によるST変化に焦点を当てる。

検討を迫られる頻度が多く、かつ、致死的病状に移行する場合も多いからである。

胸痛、呼吸苦、胸部不快など胸部症状を訴える患者を評価する際、有力な鑑別診断の1つとして、急性冠症候群（ACS: acute coronary syndrome）が挙げられる。ACSとは、急性心筋梗塞と不安定狭心症の総称である。

その診断のキーとなる情報が、「12誘導心電図」である。

特に注目するのは「ST変化」である。

日本、米国、欧州、各ガイドラインに共通していることは、まず、

- ・ST上昇
- ・ST低下
- ・正常または非特異的変化

に判別することが推奨されている点である。この3つのカテゴリー各々により対処法・治療法が異なってくる。特にST上昇型心筋梗塞（STEMI: ST elevated myocardial infarction）の場合は、早急な治療、すなわち早期再灌流療法が必要となる。

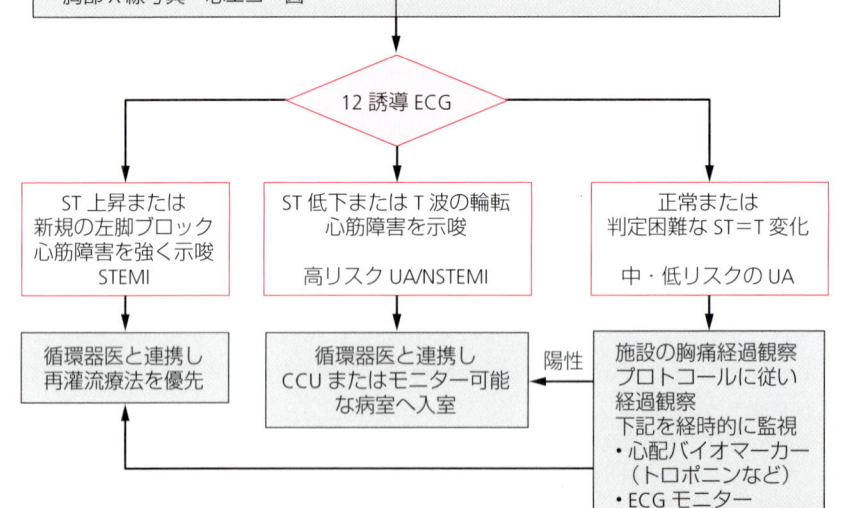

```
                    ┌─────────────────────────┐
                    │  虚血を示唆する胸部不快感  │
                    └─────────────────────────┘
```

救急隊員による対応
- ECG モニター装着，気道・呼吸・循環のサポート
- 12 誘導 ECG 記録と判読，伝達を推奨する
- 必要に応じて酸素投与
- 傷病者が求めれば本人の持つ硝酸薬舌下を補助
- 緊急 PCI を施行できる施設への搬送を推奨

初期救急医療機関の対応（滞在時間 30 分以内）
- バイタルサインと身体所見を評価
- 12 誘導 ECG を記録し評価
- 末梢静脈路を確保し，酸素，アスピリン，硝酸薬，モルヒネを考慮
- 緊急 PCI を施行できる施設への搬送を推奨

救急部での評価（10 分以内）
- バイタルサイン，酸素飽和度の評価
- 末梢静脈路を確保
- 12 誘導 ECG を記録し評価
- ポイントを絞った病歴聴取と診察
- 心筋バイオマーカー・電解質・血算・生化学の測定
- 院内プロトコールに基づき循環器医に連絡
- 胸部 X 線写真・心エコー図

ただちに救急部での一般的治療を開始
- 必要に応じて酸素投与
- アスピリン 160〜350mg を噛み砕く
- 硝酸薬舌下，スプレーまたは静脈内投与
- 硝酸薬が無効ならばモルヒネを使用

12 誘導 ECG

ST 上昇または新規の左脚ブロック 心筋障害を強く示唆 STEMI

ST 低下または T 波の輪転 心筋障害を示唆 高リスク UA/NSTEMI

正常または判定困難な ST=T 変化 中・低リスクの UA

循環器医と連携し再灌流療法を優先

循環器医と連携し CCU またはモニター可能な病室へ入室
（陽性）

施設の胸痛経過観察プロトコールに従い経過観察 下記を経時的に監視
- 心配バイオマーカー（トロポニンなど）
- ECG モニター

図 5-1 ACS アルゴリズム

（日本蘇生協議会，監修．JRC 蘇生ガイドライン 2015．医学書院；2016．p.294）

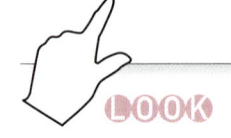

LOOK

JCOPY 498-03798

1 ST 上昇

　臨床現場では、「ST 上昇」という表現のみならず、「上がっているっぽい」、「上昇疑い」、「上がっているか」など様々な表現、カルテ記載が散見され、かなり主観的、感覚的に判断されている、かつ自信がなさそうな印象を受ける。

　さて、下図は胸痛を主訴に救急外来を受診した 72 歳男性の心電図のⅡ誘導である……誰もが「ST 上昇」と判断するであろう。

　それは「事実」か？「解釈」か？

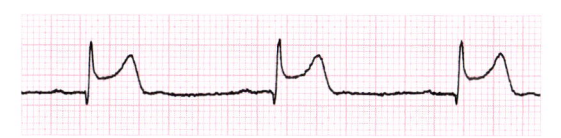

図 5-2 心電図モニター ST 上昇

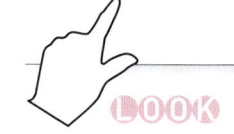

　それでは、何を持って「ST 上昇」と判断したのか？　と問われた場合、迷いなく答えられるであろうか？

　つまり、「ST 上昇」とは、「解釈」である。

　では、「事実」は？

1. ST 上昇の測定方法

　ST 上昇を測定する手順は以下の通りである。
① J 点を同定する
② 基線を定める
③ 基線から J 点までの垂直距離を測定する

　上の **図 5-2** では J 点はどの点であろうか。

2. J点とは？

J 点の定義は
- QRS から ST への移行点
- QRS 波の終点
- ST 部分の開始点

である。 図 5-3 では赤矢印の先が J 点となる。

S 波と ST 部分の境がなだらかな場合は、S 波から ST 部分にかけてのカーブの変曲点が J 点となる。

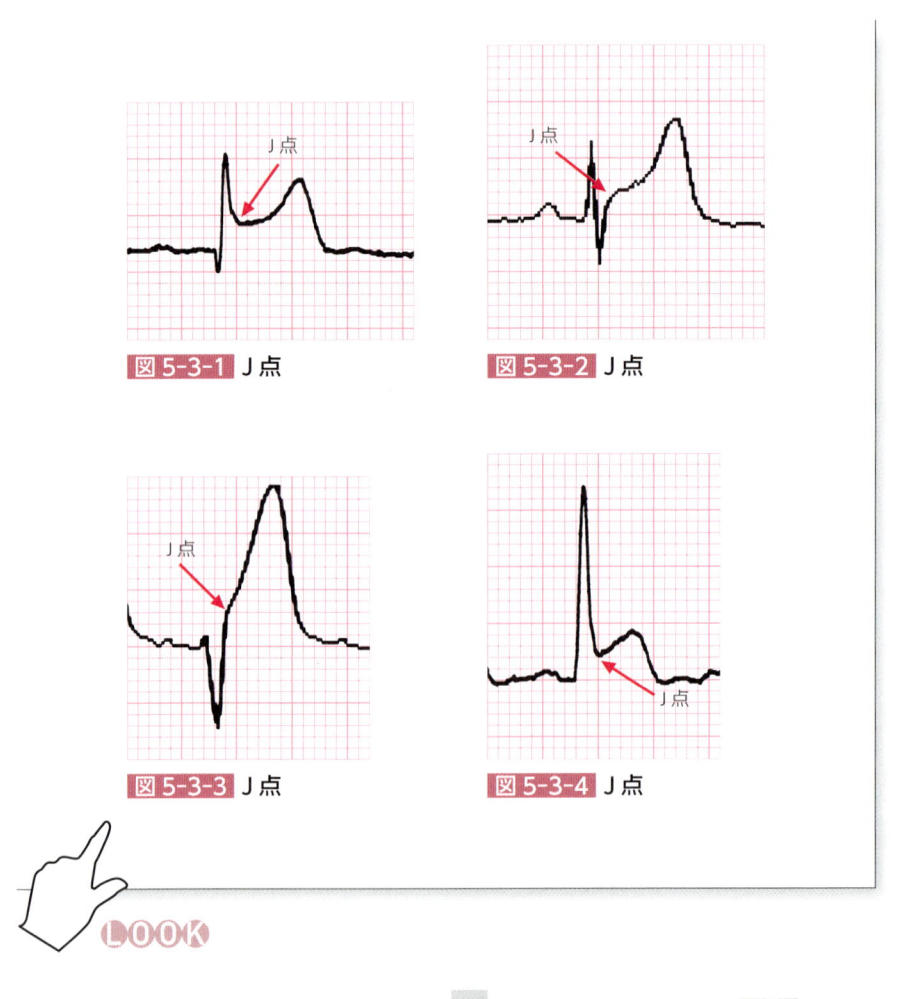

図 5-3-1 J点

図 5-3-2 J点

図 5-3-3 J点

図 5-3-4 J点

LOOK

JCOPY 498-03798

3. 基線とは？

基線は、

- T 波終末と P 波の始点を結んだ線（TP ライン）

もしくは

- P 波の始点と P の始点を結んだ線（PP ライン）
- どうしても難しければ P と Q の結合点（PQ junction: PQJ）

となる。

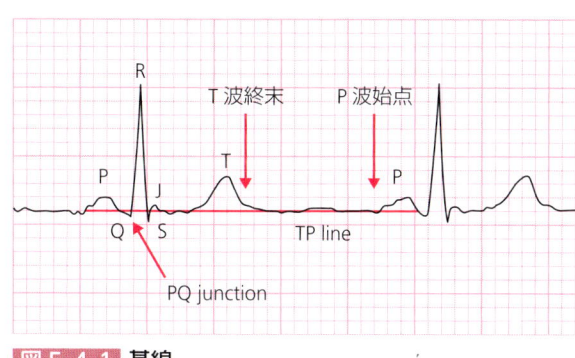

図 5-4-1 基線

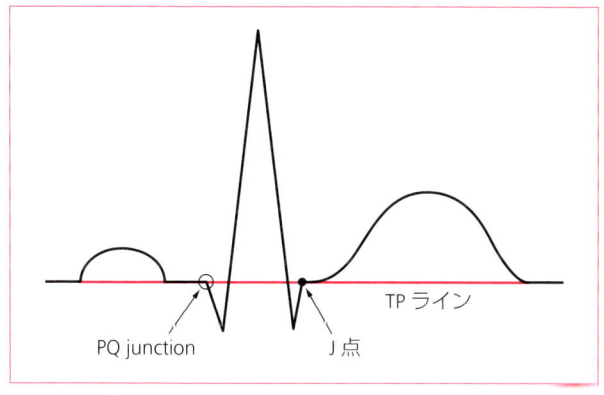

図 5-4-2 PQJ, J

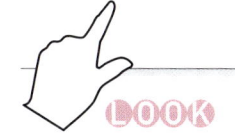

この例だと、基線（TP ライン＝PP ライン＝PQ junction）から、J 点までの垂直距離は約 2 mm である。

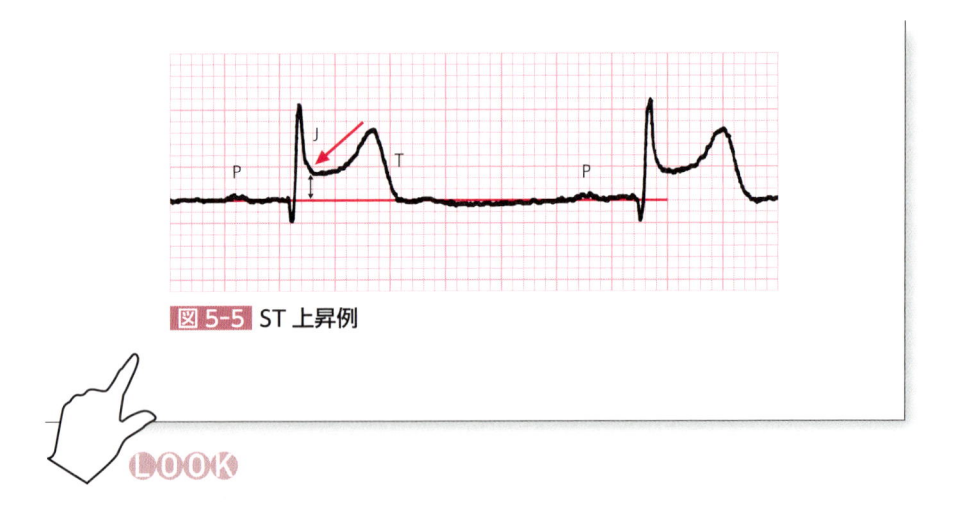

図 5-5 ST 上昇例

LOOK

　胸痛患者を対処する場合には、これを 12 誘導心電図で評価することとなる。

JCOPY 498-03798

4. 12 誘導心電図における STEMI の診断

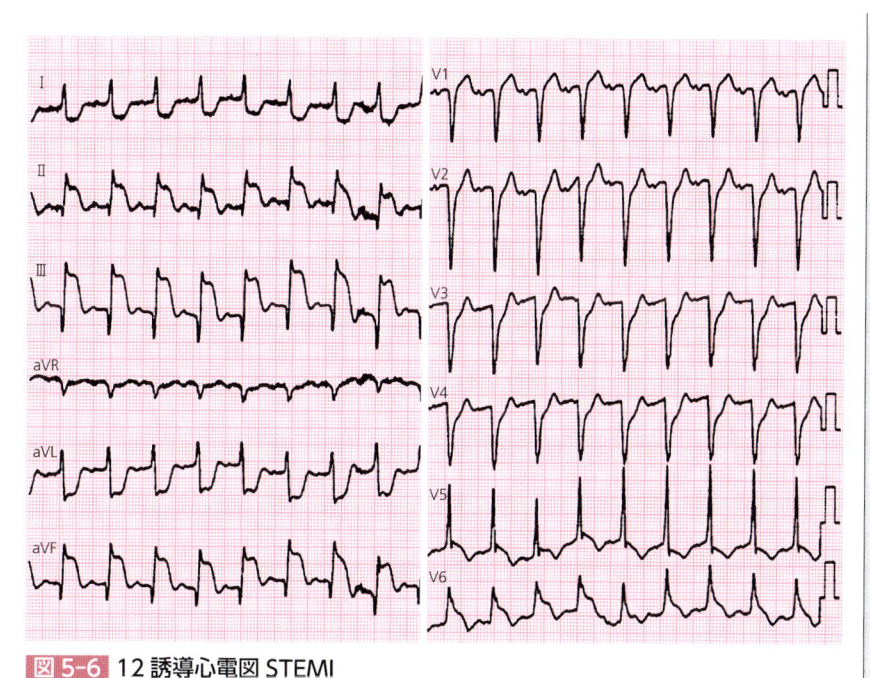

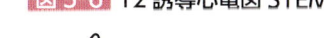

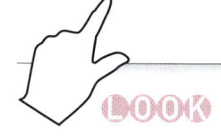

12 誘導心電図で実際に波形解析をしてみよう。

この心電図ではどうだろうか。急性冠症候群を疑う胸痛を訴えている患者（70 歳男性）の 12 誘導心電図である。

STEMI と診断するには、ST 上昇が

- 1 mm 以上
- 隣り合う 2 誘導以上

である。

ただし、ややこしいことに、V2、3 だけは ST 上昇の基準が 1 mm とは異なる。

J点の偏位が、40歳未満の男性では 2.5 mm 以上、40歳以上の男性は 2 mm 以上、女性では 1.5 mm 以上をもって「ST 上昇」とする。

- V2–3
  $\geqq 2.5$ mm〔男性（<40歳）〕、$\geqq 2$ mm〔男性（>40歳）〕
  $\geqq 1.5$ mm（女性）

隣り合う2誘導とは

V1–6 は番号順に隣り合っている。

V1–2 は中隔

V3–4 は前壁

V5–6 は側壁　を示す。

I, aVL は隣り合っている。側壁を示す。

II, III, aVF も隣り合っている。下壁を示す。

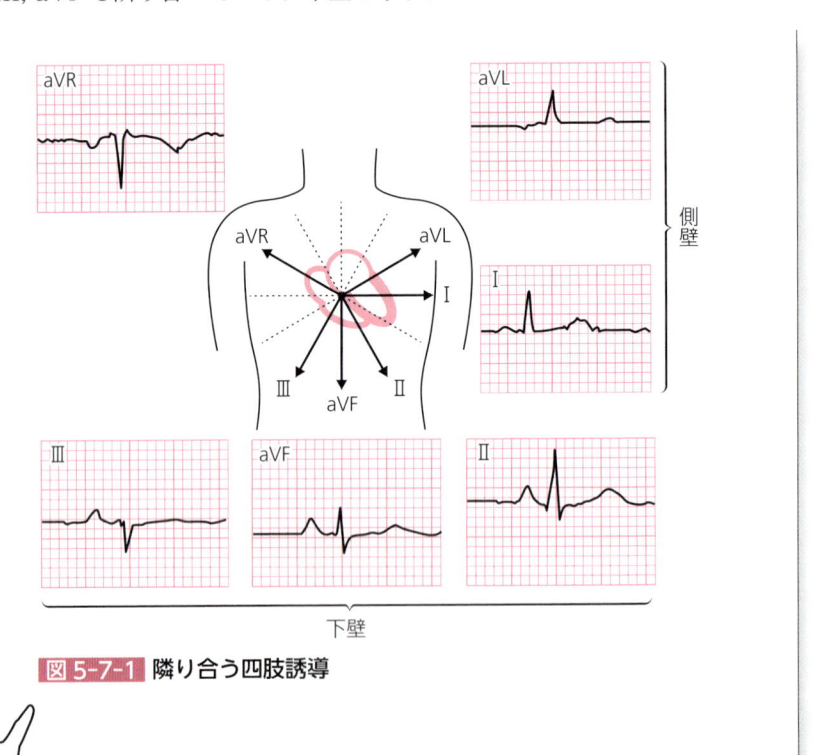

図 5-7-1 隣り合う四肢誘導

（初出は「布施 淳. はやわかり！ 心電図は何を見ているのか？ Emergency Care. 2017 年 2 月号」です）

JCOPY 498-03798

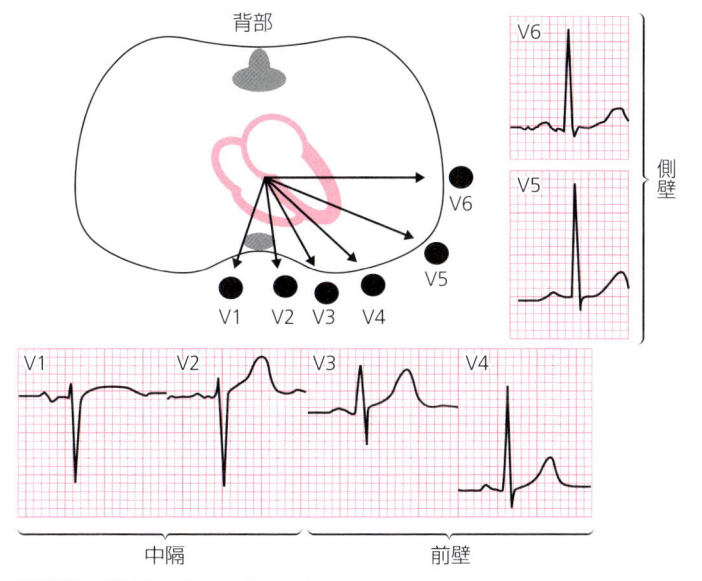

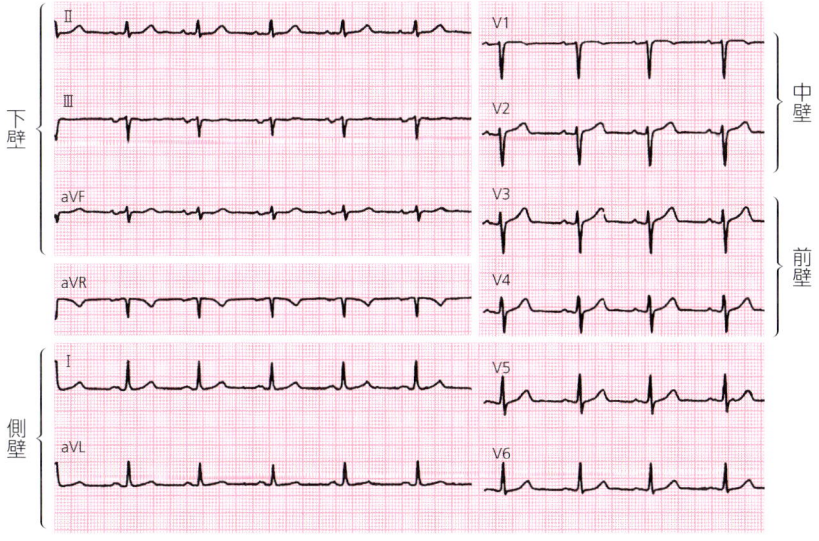

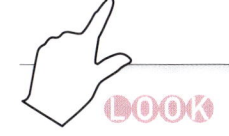

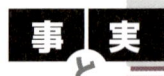

事実と	隣り合う 2 誘導以上、1 mm 以上の ST 上昇（V2, 3 は別基準）
解釈	STEMI

まとめると、

　胸部症状を訴えるなど急性冠症候群を疑う患者の 12 誘導心電図を評価する手順は以下のとおり。

●波形（ST 上昇）解析手順

⓪ リズム解析の上、以下の波形解析に移る

① J 点を同定する

② 基線を定める

③ 基線から J 点までの垂直距離を測定する

④ 1 mm 以上〔V2-3 は 2-2.5 mm（男性）、1.5 mm（女性）〕の誘導を探す

⑤ 隣り合う 2 誘導以上に当てはまるなら

⑥ STEMI を強く疑い、即循環器医コール

JCOPY 498-03798

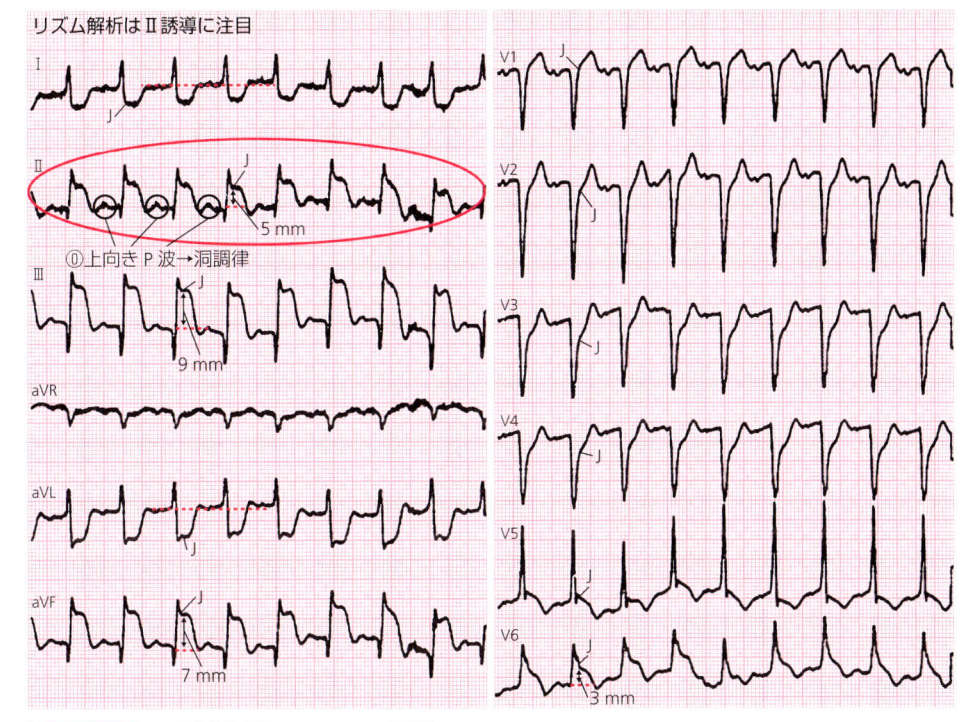

リズム解析はⅡ誘導に注目

図 5-8-1 12 誘導心電図 STEMI　解説

先の、胸痛を主訴に救急外来を受診した 72 歳男性の心電図であれば、

⓪ 洞性頻拍　心拍数 115/ 分

① 各誘導で J 点を同定

② TP ライン、わかりづらければ PP ラインで基線を定める

③ 基線 –J 点の垂直距離

　Ⅱ：基線 –J 点　5 mm

　Ⅲ：基線 –J 点　9 mm

　aVF：基線 –J 点　7 mm

　V6：基線 –J 点　2 3 mm

ST上昇

Chapter5

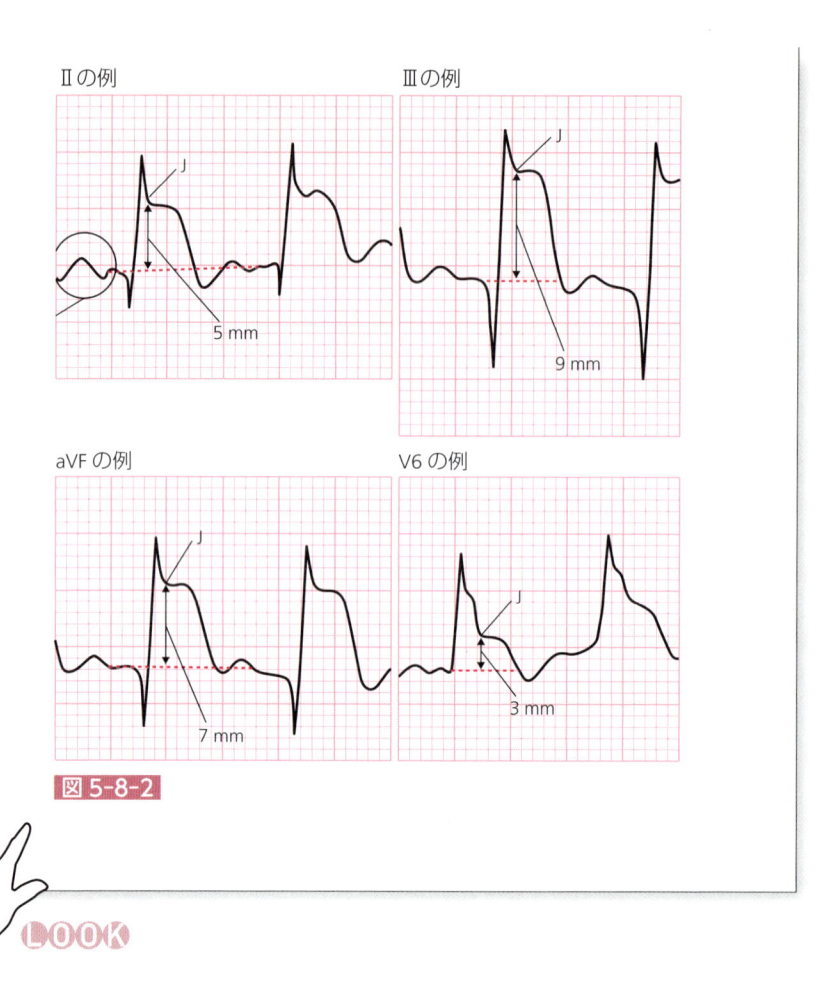

Ⅱの例　Ⅲの例

aVFの例　V6の例

J

5 mm

J

9 mm

J

7 mm

J

3 mm

図 5-8-2

④ II, III, aVF, V6 いずれも 1 mm 以上を超えている

⑤ II, III, aVF は隣り合っている

⑥ STEMI と考え、即循環器医コール

このようなプロセスで、STEMI と診断できる。

I 誘導と aVL 誘導では ST 低下しており、鏡面像である。

　ところで、II, III, aVF で ST 上昇を認めた場合、その直後にやるべきことが 1 つある。

　右側胸部誘導の記録である。

JCOPY 498-03798

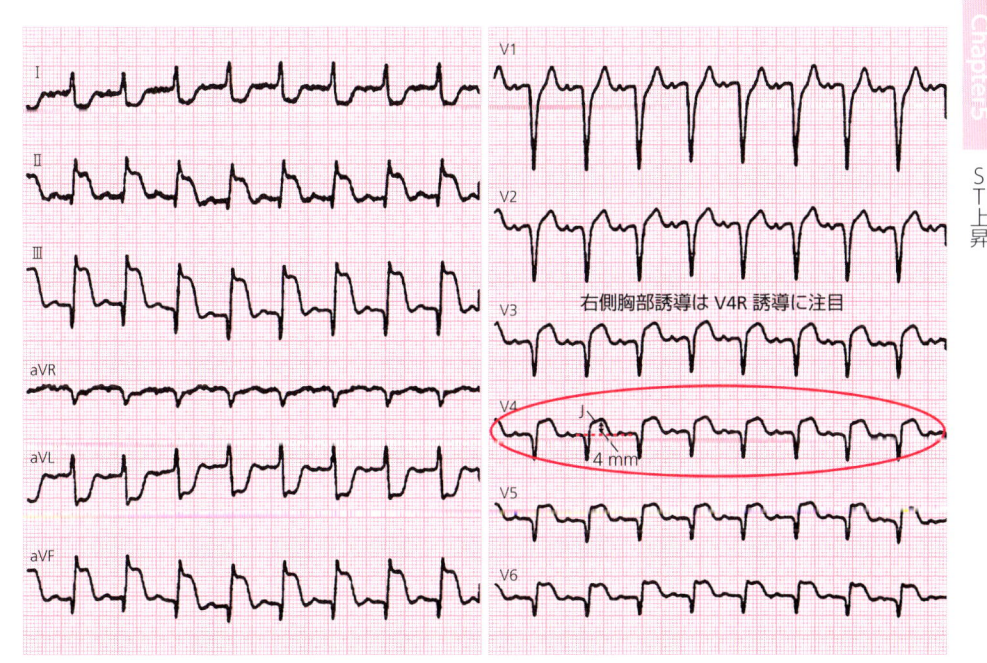

図 5-9 右側胸部誘導位置

右側胸部誘導は V4R 誘導に注目

図 5-10-1 12 誘導心電図 右側胸部誘導

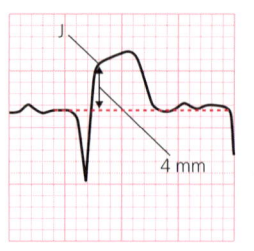

図 5-10-2 V4 例　拡大図

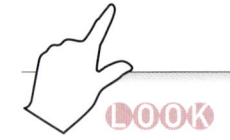

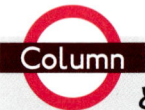

V4R で、0.5 mm 以上の ST 上昇があれば、右室梗塞合併となる。

Column
とっさにできる？　右側胸部誘導の取り方

　12 誘導心電図のⅡ, Ⅲ, aVF で ST 上昇を認め、下壁梗塞が考えられた場合は、右側胸部誘導の心電図を記録する。V4R（右側胸部誘導での V4）誘導の ST 上昇は右室梗塞に対する感度 88%、特異度 78% であり、院内での合併症発生率と死亡率が高くなることを強く予測できるからだ。

　下壁梗塞が疑われたら、そのまま右側胸部誘導に付け替えて瞬時にもう一度心電図を記録しよう。取り方は簡単だ。V1, V2 はそのまま、V3-V6 を右側に反転させるだけだ。そして、このとき左側の電極シールが貼ってあった箇所に印をつくと、なお良い。心電図は経時的変化が大切であり、同じ位置で記録するとより比較しやすいからだ。心電図は侵襲がほぼない上に、重要な情報が詰まっている。胸部症状で来院した患者には、心電図は必ず 2 回以上は記録しよう。　　　　　　　〈福田芽森〉

上級医への報告としては、緊急性があるので
「STEMI です。PCI が必要と思います」
と、まず結論、から伝えるのが良いであろう。
「STEMI」はキーワードである。
　この時、電話先の循環器医にとっては、あくまでも「STEMI」はあなたの「解釈」であることを頭に入れておこう。「事実」は、TP ライン -J 点 >1 mm×2 誘導以上である。

JCOPY 498-03798

「72 歳男性、STEMI 疑い、緊急カテが必要と考えます。発症 2 時間で、胸痛持続、Ⅱ, Ⅲ, aVF, V5-6 で最大 9 mm ST 上昇しています。V4R で 2.5 mm ST 上昇しており、右室梗塞合併が疑われます」

　このように迅速、かつ適切に報告できれば、チーム医療を構成する一員としては最高のパフォーマンスと言える。

　STEMI の最重要の治療は、p.132 の 図5-1 のように、早期再灌流療法、PCI（percutainous coronary intervention、心臓カテーテル治療）である。循環器医が来るまでに、標準的初期治療（酸素、アスピリン、ニトロ舌下、モルヒネ）に加え、カテ室立ち上げや、PCI の準備、プラビックス® やエフィエント® といった抗血小板薬投与、ヘパリン投与など、施設の決まったプロトコールを進めよう。病院着から、早期記載灌流まで 90 分以内にすることが望ましい。

　STEMI の超急性期は、効率に心室細動、心室頻拍といった致死的不整脈が出現し、心停止に陥る。必ず、除細動器をそばに置いておくこと。

　なお、この例のように、ST が 9 mm も上昇していれば迷わないだろうが、仮に 1 mm ギリギリ、0.9 mm だったらどうするか？
　ST 変化はスペクトラム、連続体である。1 mm なら心筋梗塞で、0.99 mm なら心筋梗塞でない、ということはないのである。1 mm 上昇という、診断基準を満たしていなくとも、急性冠症候群を疑う胸部症状やその他臨床所見があるようであれば、循環器医に相談することを強くお勧めする。

Chapter5

ST上昇

「72 歳男性、STEMI 疑いです。発症 2 時間で、胸痛持続、Ⅱ, Ⅲ, aVF で最大 0.9 mm ST 上昇。1 mm 以上の基準は満たしていないのですが、ACS を否定できませんので診て頂きたいです」

こんな感じで報告して、循環器医にリーチアウトしよう。

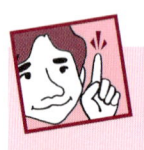

STEMI のポイント

☑ 事実と解釈
　　事実：隣り合う 2 誘導以上、1 mm 以上の ST 上昇
　　　　　（V2, 3 は別基準）
　　解釈：STEMI
☑ 緊急事態は、「解釈」を優先して伝えて構わない
☑ ST 上昇の測定は、基線（TP ライン、もしくは PP ライン、もしくは PQJ）から J 点の垂直距離である
☑ 1 mm という診断基準に満たなくても、STEMI を疑うなら循環器に相談
☑ STEMI の最重要の治療は、早期再灌流療法（PCI）、来院後 90 分以内の再灌流

JCOPY 498-03798

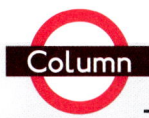

Column 上級医への連絡方法

　胸痛を訴える患者の心電図を記録したところ ST 上昇あり、STEMI を疑った。研修医が循環器医に報告でよく見受けられるパターン。

　研修医「高血圧、糖尿病があり、近医にて内服治療中の 56 歳男性です。2〜3 年前から時々非典型的な胸痛があったようなのですが、3 日前から歩行時の胸痛が出現し始めました。えーと、本日朝 4 時から安静時の胸痛が出現して、改善しないため自家用車で来院しました。えー、えーと、来院時胸痛は 8/10 でしたが、今は 4/10 まで軽減しています。あのー、心電図は、自分が見る限り ST が上がっているような印象です。トロポニン T は、えーと……」

　電話の先の循環器医「だからなんなの？！　結論を先に言え！」

　ここで問題となるのは報告の仕方である。

　やや極端なやりとりではあるが、これに近いことは日常茶飯事である。

　最も重要なこと、つまりキーワードを真っ先に伝えると話が早い。ここでは、「STEMI」である。確定でなく、疑いであっても良い。

　そして、循環器医にやってもらいたいことは、緊急カテである。

　また、ここで忘れてならないことは、電話先の循環器医にとっては、あくまでも「STEMI」はあなたの「解釈」であることである。「事実」は、「ST 偏位が TP ラインから J 点 >1mm が連続する 2 誘導以上」である。初めから事実を伝えに行っても良いが、緊急事態でもあるので、簡潔に一言で「STEMI」と言っても良いだろう。しかし、「本当？」と言われたらすかさず、「V2-5 で TP ラインから J 点まで−2 mm 偏位しています」と切り返そう。

　あなた「56 歳男性、STEMI 疑い、緊急カテが必要と考えます。バイタルは……」

　電話の向こうの循環器医「（あなたを遮るように）おいおい、本当に STEMI なの？」

　あなた「V2-5 で TP ラインから J 点まで 2 mm 偏位しており、今も胸痛が持続しています」

　電話の向こうの循環器医「なるほど。すぐ行きます。ところで発症時間は……？」

　実にスムースである。

【胸痛患者報告のフレームワークの一例】
- 年齢・性別
- （仮）診断
- 具体的要望
- 心電図所見〔解釈（事実）〕
- 現在の胸痛の有無
- 発症時刻

- バイタルサイン

「56 歳男性、STEMI 疑い、緊急カテが必要と考えます。
　発症約 2 時間で、今も胸痛が持続、V2–5 で 2 mmST 上昇しています。バイタルは……」という感じである。

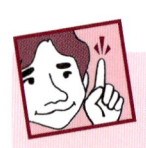

STEMI 報告のポイント

- ☑ 報告は、最重要事項、キーワードをまず伝えよう
- ☑ ただし、それは先方にとってはあなたの「解釈」であることを認識しよう
- ☑ 「解釈」を報告した際は、その元となる「事実」をしっかりと頭に入れておこう

JCOPY 498–03798

2 ST 低下

　臨床現場では、「ST 低下」という表現のみならず、「下がっているっぽい」、「ST 低下の疑い」、「下がっているか？」などの様々な表現、カルテ記載が散見され、かなり主観的、感覚的に判断されている、かつ自信がなさそうな印象を受ける。

　さて、胸痛を主訴に救急外来を受診した 70 歳女性の心電図。V1-4 の ST 低下に目がいってしまう人も少なくない。

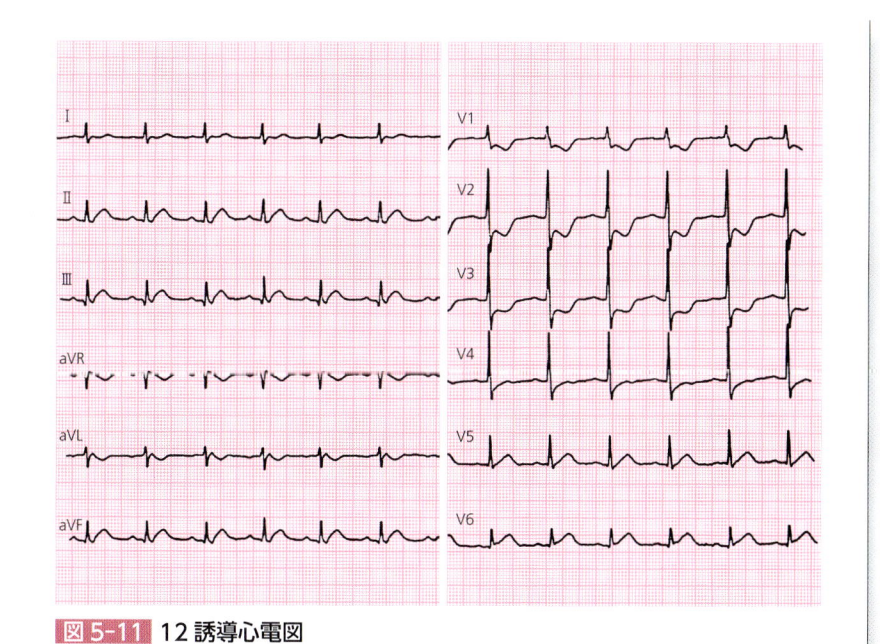

図 5-11 12 誘導心電図

まず、ST 低下が目に付いた場合は、他の誘導で ST が上昇していないか注意深く確認しよう。ミラーイメージで ST が下がっていることがしばしばある。

　この心電図は V1-4 で ST が低下しているように見えるが、さらによく見ると、V6 で ST 上昇、Ⅱ, Ⅲ, aVF でも 1 mm には達していないが、1 mm 未満の ST 上昇を認める。STEMI の疑いがあるわけだ。つまり、早期再灌流療法を即座に検討する必要がある。実際にこの患者は左冠動脈回旋枝完全閉塞を責任とする急性心筋梗塞であった。

　このように**「ST 低下」に目を奪われず、まずは「ST 上昇」がないか慎重に見極め**、否定した上で、「ST 低下」の評価に取り組もう。

　胸部症状があり、ST 低下をきたしているということは非 ST 上昇型心筋梗塞もしくは不安定狭心症を疑うことになる。これらを総称して、NSTE-ACS (non-ST elevated acute coronary syndrome) と称することが多い。

　さて、図 5-12-1 は心窩部痛を主訴に救急外来を受診した 72 歳男性の心電図の V4 誘導である。

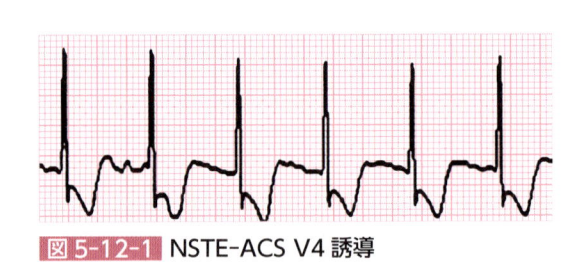

図 5-12-1 NSTE-ACS V4 誘導

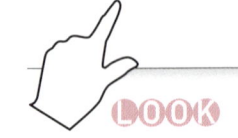

LOOK

　誰もが「ST 低下」と判断するであろう。

　何を持って「ST 低下」と判断したのか？　と問われた場合、迷いなく答えられるであろうか？

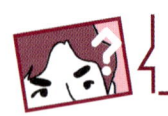 ## それは「事実」か？　「解釈」か？

　「ST 低下」とは、「解釈」である。

JCOPY 498-03798

では、「事実」は？

1. ST 低下の測定方法

ST 偏位を測定する手順は以下の通りである。
① J 点を同定する
② 基線を定める
③ 基線から J 点までの垂直距離を測定する

2. J 点とは？

ST 上昇の項で説明した通り、J 点の定義は
- QRS から ST への移行点
- QRS 波の終点
- ST 部分の開始点

である。 図 5-12-2 では矢印の部位となる。

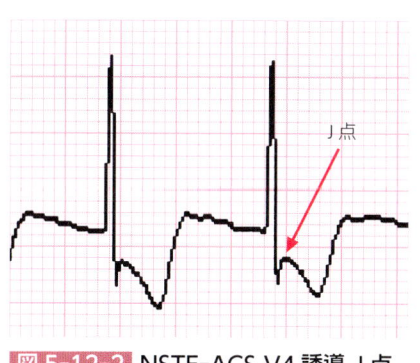

図 5-12-2 NSTE-ACS V4 誘導 J 点

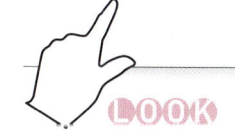

3. 基線とは？

- T 波終末と P 波の始点を結んだ線（TP ライン）
- P 波の始点と P の始点を結んだ線（PP ライン）
- P と Q の結合点（PQ junction: PQJ）

ST 上昇の測定の場合の基線は、上記 3 つを示したが、ST 低下の測定の基線は、ST 上昇の時と若干異なる。P と Q の結合点（PQ junction；PQJ）が基線（基点）となる。

　基線を TP ラインとしない理由は、P 波の再分極波である Ta 波の存在により、正常であっても PQ から ST 部分にかけて低下しうるからである。つまり、もともと TP ラインから低下してしまうのである。

　したがって、PQJ から水平方向に基線を引き、J 点との垂直距離を測る。この距離が 0.5 mm 以上であれば有意な ST 低下と解釈することができる。

　ST 低下の場合も V2-3 は例外であり、これらの誘導では 1 mm 以上が有意となる。

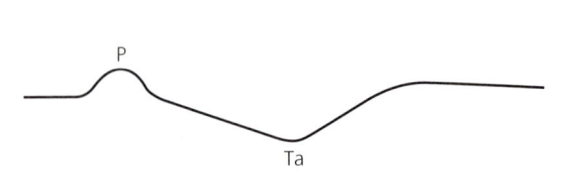

図 5-13-1 Ta 波

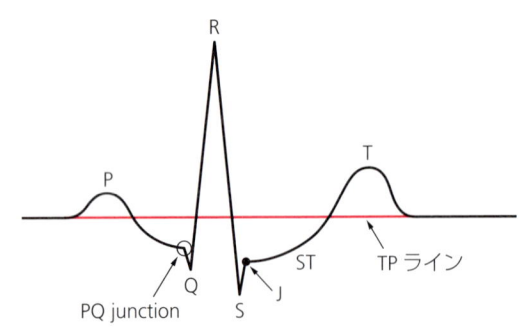

図 5-13-2 Ta 波の影響で TP ラインより下がっている

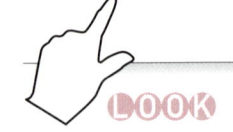

JCOPY 498-03798

4. ST 低下の形状

ST 低下の形状には大きく 3 種類ある。
- 水平型 horizontal
- 下降型 downsloping
- 上行型 upsloping（rapidly or slowly）

虚血評価において、upsloping の ST 低下は臨床的意義が乏しいことがほとんどである。

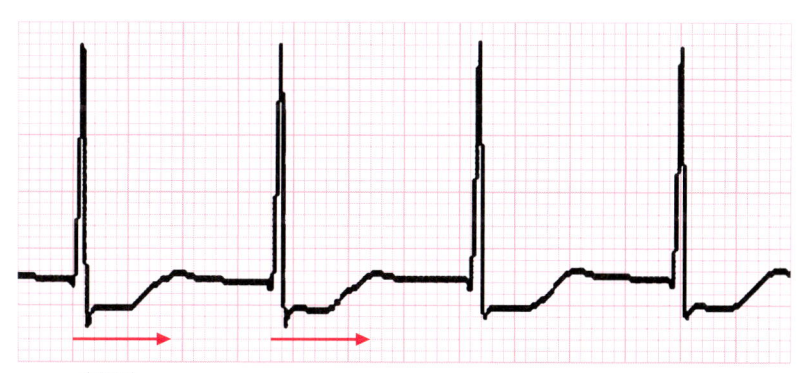

水平型

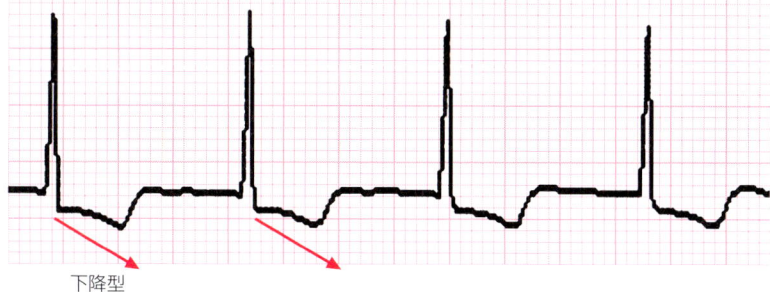

下降型

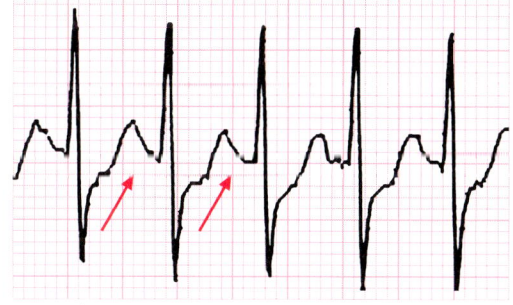

上行型

図 5-14 ST 低下のパターン

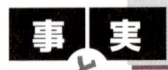

事 と 実	PQ junction から J 点の垂直距離が 0.5 mm 以上、かつ、水平型か下降型
解 釈	虚血性 ST 低下

まとめると、

　胸部症状を訴えるなど ACS を疑う患者で ST 上昇がない 12 誘導心電図を評価する手順は以下のとおり。

●波形（ST 低下）解析手順

⓪ リズム解析の上、波形解析に移る

① J 点を同定する

② 基線として PQ junction を定める

③ PQJ から J 点までの垂直距離を測定する

④ 水平性あるいは下降性で、かつ 0.5 mm 以上（V2-3 は 1 mm）の誘導を探す

⑤ 心筋虚血を強く疑い、循環器医コールを検討する

JCOPY 498-03798

心窩部痛で救急外来に搬送された 70 歳男性の 12 誘導心電図である。
バイタルサインは安定している。

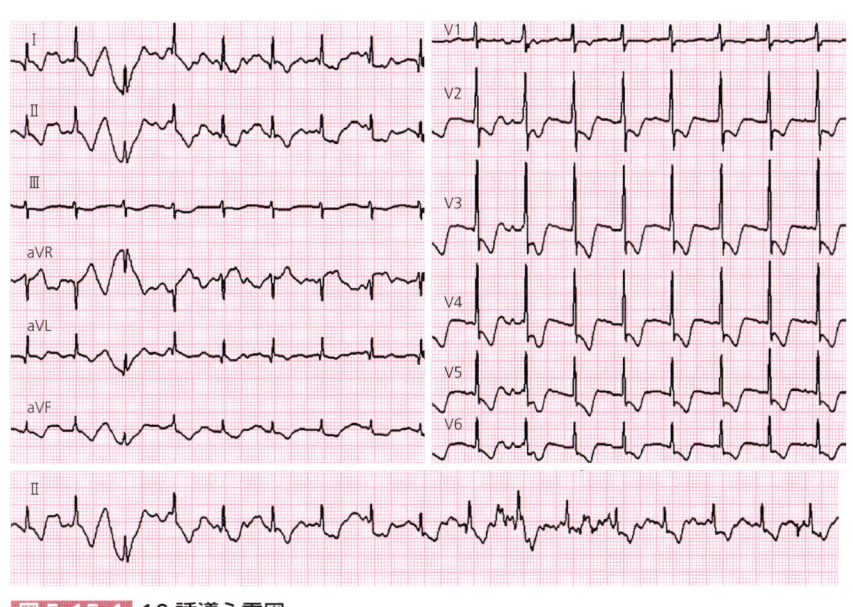

図 5-15-1 12 誘導心電図

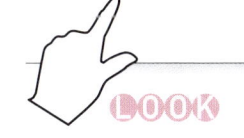

 どう考え、どう行動するか？

前頁の波形（ST 低下）解析手順に沿って解析してみよう。
⓪基線が乱れていて P 波はっきりしないが、心拍数 100/ 分正常上限
①各誘導で J 点を同定
② PQ junction を定める
③ PQJ-J 点の垂直距離
　　V2：PQJ –J 点　3 mm
　　V3：PQJ –J 点　4 mm

V4：PQJ –J点　3 mm
V5：PQJ –J点　2 mm
V6：PQJ –J点　1 mm
④ V2-6 いずれも 1 mm 以上を超えている
⑤虚血性 ST 低下と考え、循環器医コール

このようなプロセスで、NSTE-ACS を強く疑うことができる。

リズム解析はⅡ誘導に注目

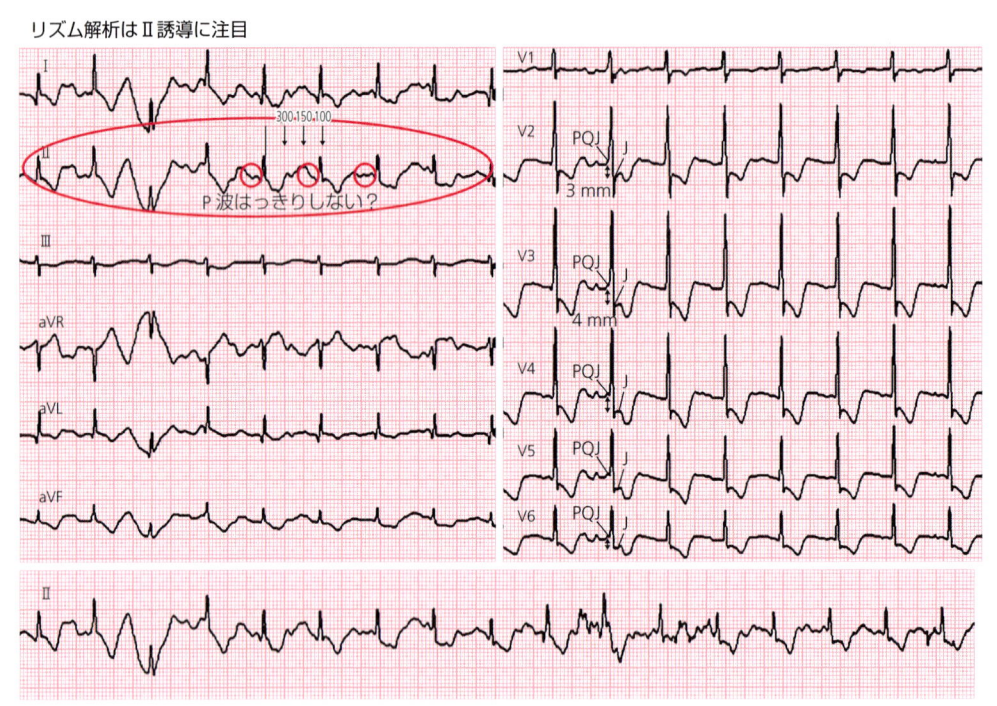

図 5-15-2 12 誘導心電図　NSTE 3VD　解説

JCOPY 498-03798

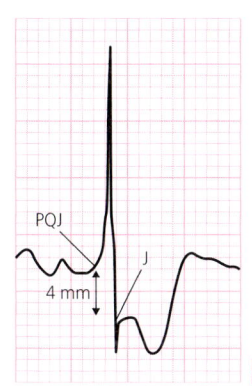

図 5-15-3 V3 例　拡大図

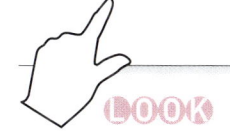

上級医への報告としては、準緊急性があるので

「NSTE-ACS 疑いです」

と、まず結論から伝えるのが良いであろう。

「NSTE-ACS」はキーワードである。

　この時、電話先の循環器医にとっては、あくまでも「NSTE-ACS」はあなたの「解釈」であることを頭に入れておこう。「事実」は、臨床症状に加え、PQJ-J 点 >0.5 mm の ST 低下である。

電話での推奨伝達方法

「72 歳男性、NSTE-ACS 疑いです。発症 1 時間で、胸痛持続、V2-6 で最大 4 mm 下降型に ST 低下しています」

この患者の心電図は重症虚血を反映。冠動脈重症3枝病変の不安定狭心症であり、結局、準緊急で冠動脈バイパス手術を行った。

　ST上昇は左室の貫壁性虚血、梗塞を反映しており、そこまでは至っていないST低下はまだましで、重症度が低いことが多い。しかし、ST低下がST上昇よりもいつも軽症かというと、必ずしもそういうわけではない。この心電図のように多誘導 (I, II, sVF, V2-6) でSTが1mm以上低下しており、かつaVRでSTが上昇している場合多枝病変や左冠動脈主幹部病変の重症冠動脈疾患を疑う。

　つまり、ST低下症例には、軽症例、重症例が混在している。

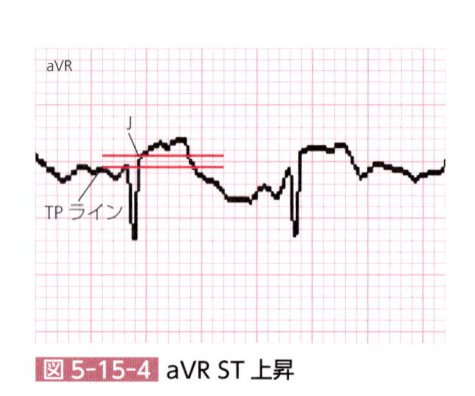

図 5-15-4 aVR ST 上昇

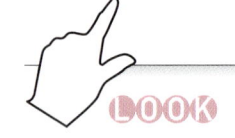

また、ややこしいことに、STが低下している「STEMI」もあるのである。
例えばこの心電図。

　80歳男性。2時間前からの胸痛を主訴に救急外来受診。バイタルサインは安定している。12誘導心電図を記録した。

JCOPY 498-03798

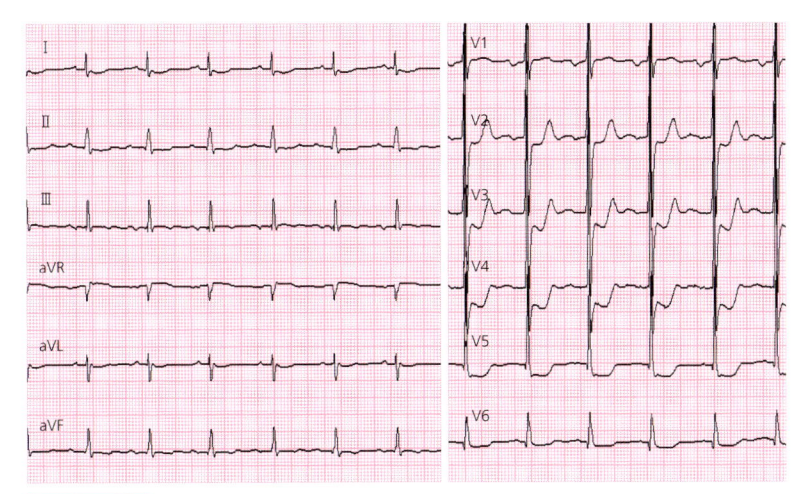

図 5-16-1 12 誘導心電図 LCX STEMI

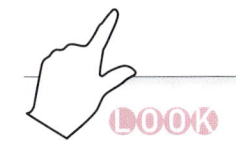

LOOK

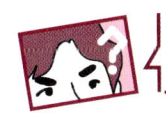 **どう考え、どう行動するか？**

p.154 の波形（ST 低下）解析手順に沿って解析してみよう。

⓪洞調律　心拍数 80/ 分

①各誘導で J 点を同定

②PQ junction を定める

③PQJ-J 点の垂直距離

　　V2：PQJ -J 点　2 mm

　　V3：PQJ　J 点　4 mm

　　V4：PQJ -J 点　4 mm

　　V5：PQJ -J 点　3 mm

　　V6：PQJ -J 点　1 mm

④V2-6 いずれも 1 mm 以上を超えている

⑤虚血性 ST 低下と考え、循環器医コール

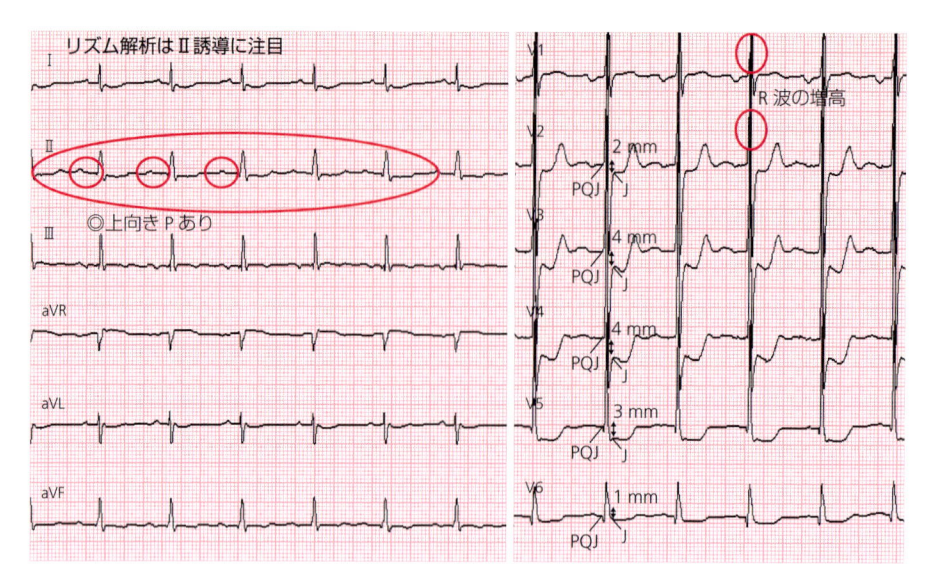

図 5-16-2 12 誘導心電図　LCX STEMI 解説

リズム解析はⅡ誘導に注目

◎上向き P あり

R 波の増高

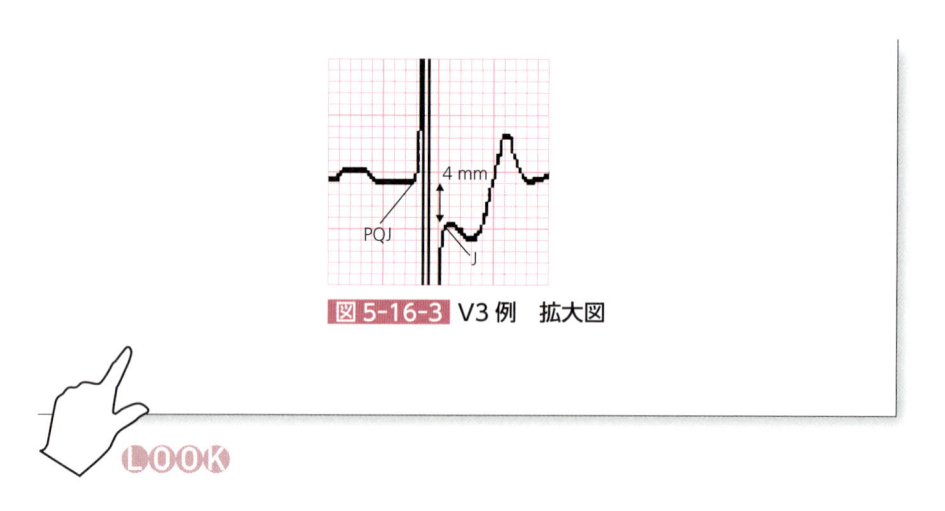

図 5-16-3 V3 例　拡大図

NSTE-ACS を強く疑うことができるが、このように前胸部誘導で顕著に ST が低下している場合、前述の多枝病変や左冠動脈主幹部病変の重症冠動脈疾患以外に、左室後壁領域の貫壁性心筋梗塞を疑う必要がある。多くの場合は左冠動脈回旋枝が責任病変である。

V1-3 付近の R 波増高も参考になる。背中側に電極を貼る V7-9 誘導では ST 上昇する。また、心臓超音波検査で左室後壁の局所的壁運動低下所見を同定することも診断に有益である。

JCOPY 498-03798

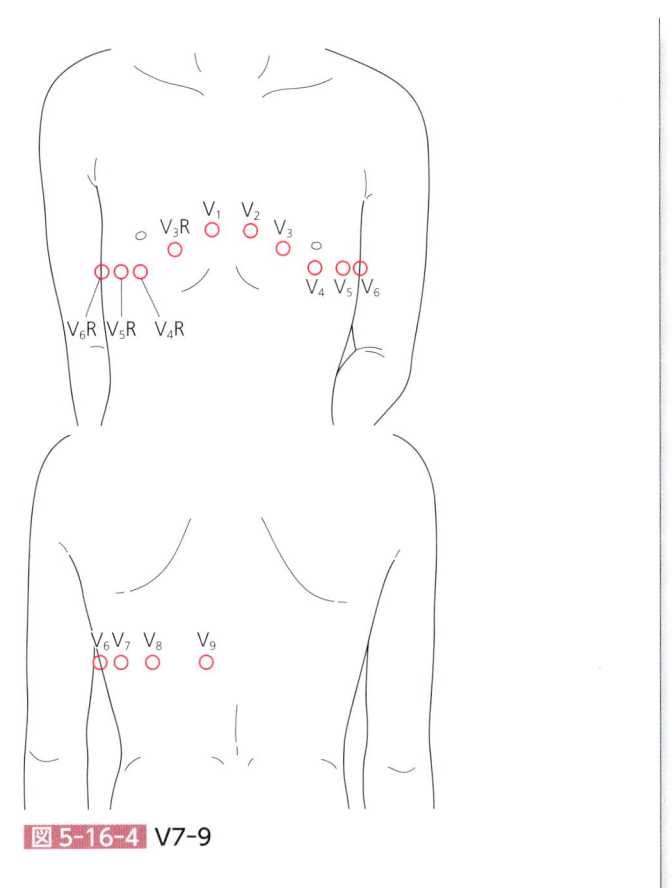

図 5-16-4 V7-9

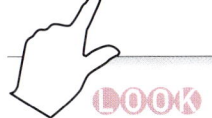

LOOK

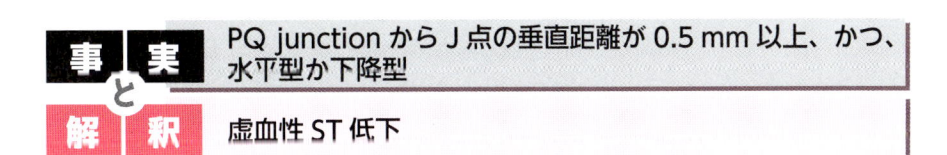

事実と PQ junction から J 点の垂直距離が 0.5 mm 以上、かつ、水平型か下降型

解釈 虚血性 ST 低下

「80歳男性、NSTE-ACS疑いです。発症2時間で、胸痛持続、V2-6で最大4mm下降型にST低下しています。後壁のSTEMIの疑いもあります」

　このケースではエコーで診断がつき、緊急冠動脈造影を施行、左冠動脈回旋枝の完全閉塞で、PCI、早期再灌流療法を施行した。

　このように、後壁領域の急性心筋梗塞は、貫壁性虚血であってもST上昇しないことが多々ある。前胸部誘導で著明なST低下を認める場合は、後壁領域の"STEMI"を頭に入れておくことが必要。

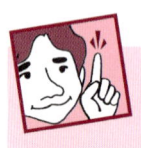

ST低下のポイント

- ☑ 事実と解釈
  事実：PQ junctionからJ点の垂直距離が0.5mm以上、かつ、水平型か下降型
  解釈：虚血性ST低下
- ☑ 緊急事態は、「解釈」を優先して伝えて構わない。
- ☑ ST低下が目に付いた場合は、他の誘導でSTが上昇していないか確認する
- ☑ 虚血を示唆するST低下は、水平型または下降型
- ☑ ST上昇がなくとも、ST低下は重症例が含まれており、循環器医に早期に相談することを推奨する。
- ☑ 前胸部誘導で顕著にSTが低下している場合、左室後壁領域の貫壁性心筋梗塞を疑う必要がある

3 非特異的ST変化

　52歳男性、1時間前からの持続する胸痛にて救急外来受診。バイタルサインは安定。12誘導心電図を記録した。

　以下の手順を念頭に解析してみる。

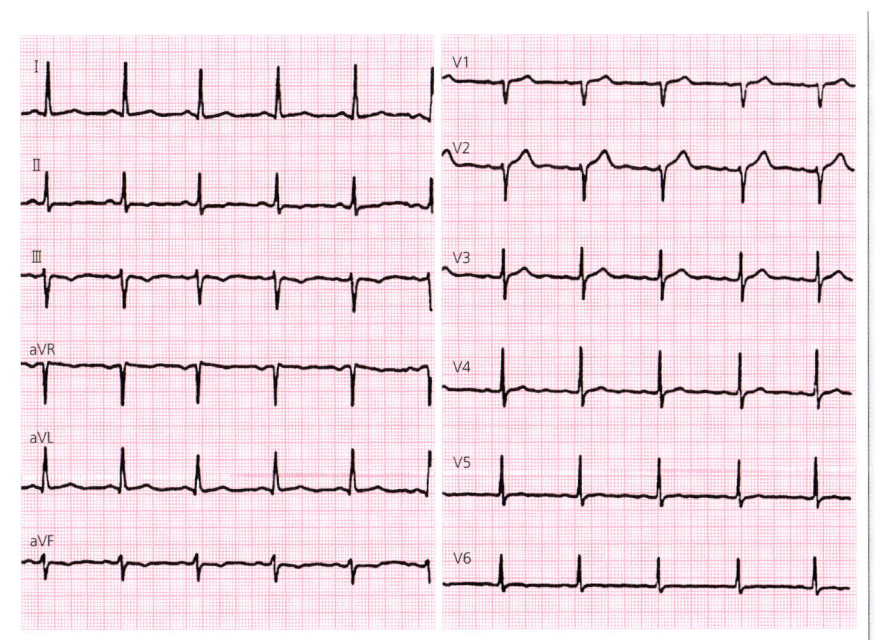

図 5-17-1 12誘導心電図

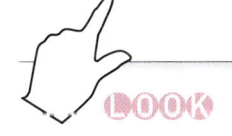

●波形（ST 上昇）解析手順

⓪ リズム解析の上、以下の波形解析に移る

① J 点を同定する

② 基線を定める

③ 基線から J 点までの垂直距離を測定する

④ 1 mm 以上〔V2-3 は 2-2.5 mm（男性）、1.5 mm（女性）〕の誘導を探す

⑤ 隣り合う 2 誘導以上に当てはまるなら

⑥ STEMI を強く疑い、即循環器医コール

●波形（ST 低下）解析手順

⓪ リズム解析の上、波形解析に移る

① J 点を同定する

② 基線として PQ junction を定める

③ PQJ から J 点までの垂直距離を測定する

④ 水平性あるいは下降性で、かつ 0.5 mm 以上（V2-3 は 1 mm）の誘導を探す

⑤ 心筋虚血を強く疑い、循環器医コールを検討する

　TP ラインから J 点の 1 mm 以上の ST 上昇なく、PQJ から J 点の 0.5 mm 以上の ST 低下もない。

　II, III, aVF の T 波がわずかに陰性で、V5-6 の T 波が平低化しているくらいで、あまり目立った所見はない。いわゆる、可もなく不可もなくということで「非特異的変化」と表現することが多い。

JCOPY 498-03798

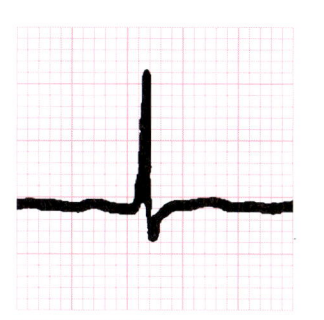

図 5-17-2 V5 の例　拡大図

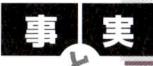

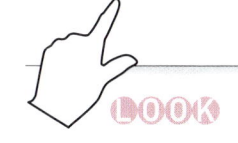

事と実	水平距離の偏位；基線 -J 点 <1 mm、PQJ-J 点 <0.5 mm
解釈	非特異的変化（もしくは正常範囲内）

しかし、まだ若干の胸痛が持続している。

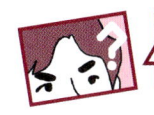 ## どう考え、どう行動するか？

　日本循環器学会のガイドラインによると、急性冠症候群の 10％は正常心電図とされる。また、急性冠症候群の患者が救急外来でしばしば誤診され見逃されているが、最も誤診されやすい症例は、「正常心電図による急性冠症候群」である（Pope JH, et al. N Engl J Med. 2000; 342: 1163 70）。そして、誤診された急性冠症候群の予後は不良である。

　また、心電図が正常範囲内と言ってもそのスペクトラムは幅があり、循環器医が診ても正常範囲内のケースもある一方で、循環器医が診れば、正常ではないと判断するケースも含まれるだろう。

　何れにしても、特に非循環器医が有意 ST 変化がないと「解釈」しても、急性冠症候群は否定できないということである。

心筋マーカー、心臓超音波検査、過去の心電図、5〜30分毎の再検査による経時変化などで総合的に判断する必要があり、それほど簡単なものではない。さらに、急性冠症候群以外の鑑別診断、例えば、急性大動脈解離や、急性肺塞栓症なども頭に入れておかなければいけない。

　また、一過性の胸痛であり今現在症状が改善している場合、有症状時に心電図変化がなかったとは全く言えない。有症状時には ST が上昇していたかもしれない。
　図 5-1 のフローチャートの最右のアームであっても、可能な限り循環器医に相談するとより安心である。

電話での推奨伝達方法

「52 歳男性、NSTE-ACS 疑いです。心電図は基線からの J 点の偏位は 0.5 mm-1 mm 以下で、有意 ST 変化ありません。しかし、発症 1 時間で、胸痛持続していますので、NSTE-ACS は否定できません」

　実際に、先の心電図の患者は、胸部症状が残存し、ACS が否定できず緊急冠動脈造影を施行した。左冠動脈回旋枝 #14 が完全閉塞しており、緊急 PCI、早期再灌流療法を施行した。

JCOPY 498-03798

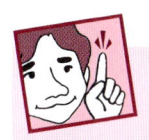

非特異的ST変化ポイント

- ☑ 事実と解釈
  事実：水平距離の偏位；基線 -J 点 <1 mm、
  　　　PQJ-J 点 <0.5 mm
  解釈：非特異的変化（もしくは正常範囲内）
- ☑ 緊急事態は、「解釈」を優先して伝えて構わない
- ☑ 心電図で ST 変化がなくても、急性冠症候群は否定することはできない
- ☑ 急性冠症候群の 10% は正常心電図
- ☑ 正常心電図の急性冠症候群が見逃されやすい
- ☑ 急性冠症候群以外の鑑別も念頭に入れる
- ☑ 可能ならば、循環器医へ相談するとより安心

CHAPTER 5 のまとめ

- STEMI は、早期再灌流療法を考慮し早期に循環器医に連絡する。
- NSTE-ACS は、重症例が混在している可能性があり、早期に循環器医に連絡する。
- 有意 ST 変化がなくても、虚血を疑う胸部症状があれば ACS は否定できず、早期に循環器医に連絡する。
- 結局、心電図はどうであれ、可能ならば循環器医にリーチアウトする方針が安全。

Chapter 5

非特異的ST変化

波形の異常事例集

Case 1

　胸部不快感を訴える 49 歳男性が救急外来を受診。

　会話は可能だが、今現在も胸部症状は持続している。血圧 140/80 mmHg、脈拍 90/ 分、呼吸数 20 回 / 分、SpO_2 95％（室内気）。

　12 誘導心電図を記録した。

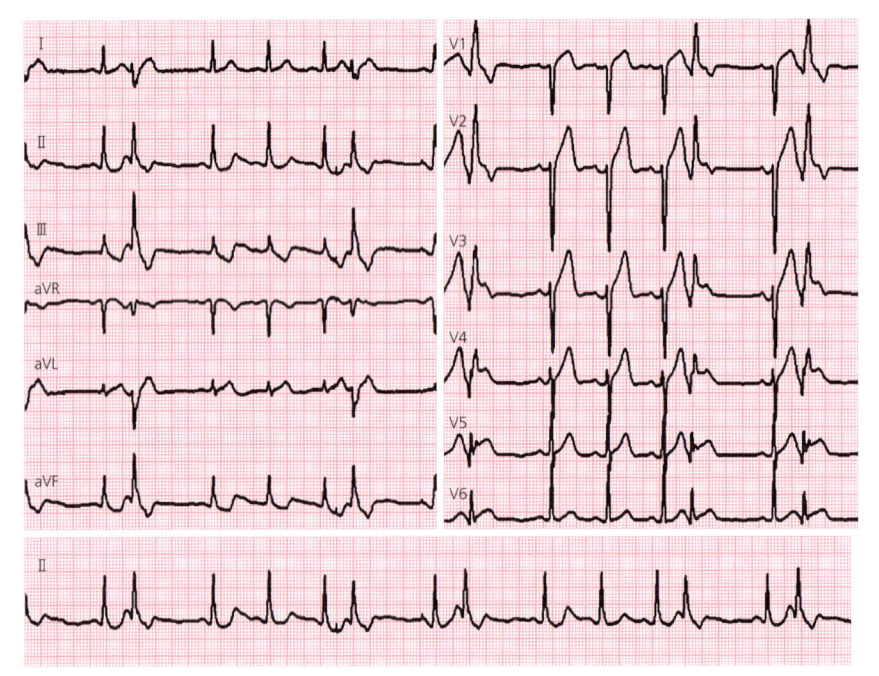

Case 1-1 12 誘導心電図

JCOPY 498-03798

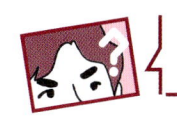

どう考え、どう行動するか？

Let's Try

●心電図リズム解析手順　波形（ST 上昇）解析手順 ································

⓪ _____

① _____

② _____

③ _____

④ _____

事　実
と
解　釈

〈実際の対応の概略〉

　研修医「なんだか脈が乱れてる。ST 変化ははっきりしない。採血して、トロポニン T や、CK を確認してから、総合的に考えて、循環器医を呼ぶかどうか決めよう」

　採血結果が出るまで、約 1 時間待機したのち、循環器医に連絡。

　循環器医「STEMI じゃないか！　なんでもっと早く呼ばないんだよ！」

〈解説〉

　STEMI だったにもかかわらず、循環器医へのコンサルトが遅れたケース。STEMI の再灌流療法が 1 時間遅れると 1 年後の死亡率が 16％上昇するというデータもある（De Luca G, et al. Circulation. 2004; 109: 1223-5）。

　「ST 変化ははっきりしない」はあくまでも、研修医の主観的な「解釈」である。自分が感覚的に下した「解釈」の根拠となる「事実」は何なのか？

　これを常に自問する癖をつけよう。

波形の異常事例集

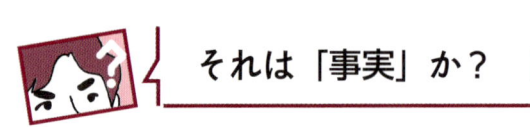

それは「事実」か？　「解釈」か？

リズム解析はⅡ誘導に注目　　　点線：期外収縮

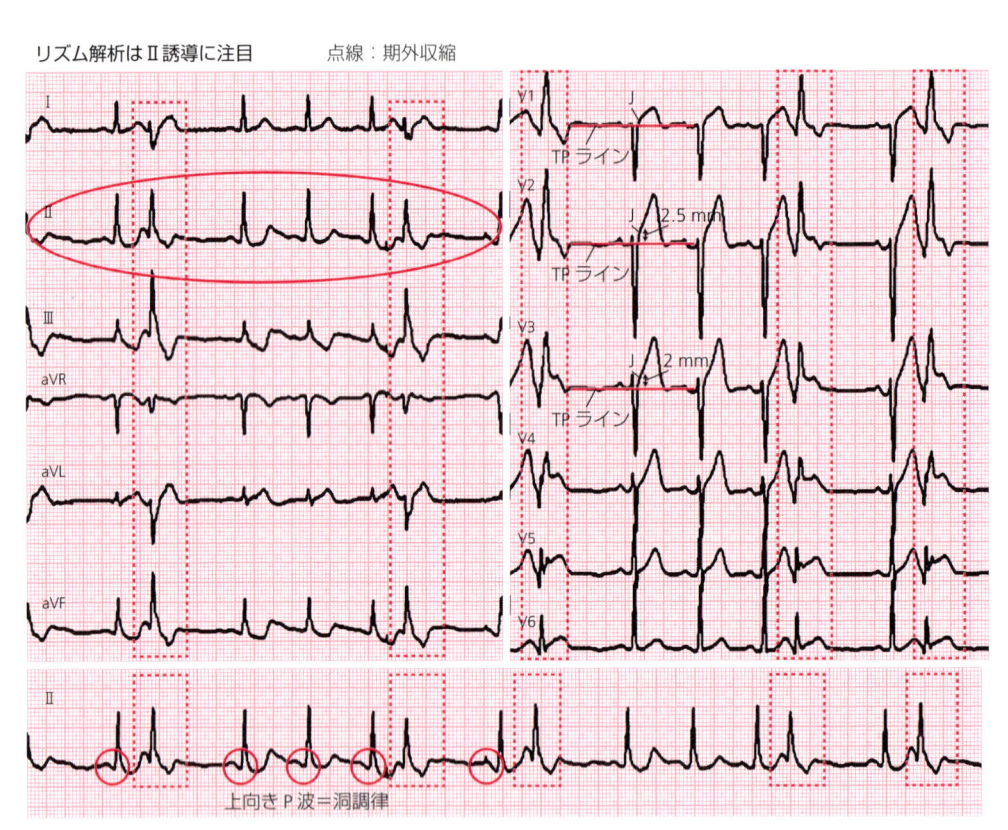

上向き P 波＝洞調律

Case 1-2-1 12 誘導心電図 前壁中隔 STEMI 解説

JCOPY 498-03798

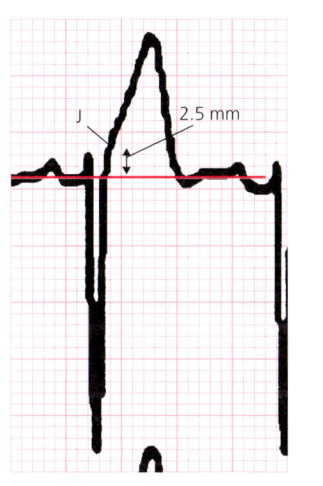

Case 1-2-2 V2 の例　拡大図

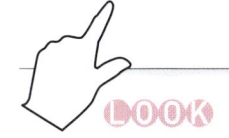

●**波形解析手順**

⓪ リズムの異常を除外

　→リズムの乱れ、期外収縮が散見されるところで、研修医は惑わされた模様。波形の評価、ST の評価は、基礎となっているリズム、多くの場合洞調律、つまり II 誘導で P 波が先行している QRS 波形で評価しよう。

① J 点を同定する　→ **Case 1-2-1**　QRS から ST 部分の変曲点

② 基線を定める　→ **Case 1-2-1**　TP ライン

③ 基線から J 点までの垂直距離を測定する→　V2 2.5 mm, V3 2 mm

④ 1 mm 以上〔V2-3 は 2-2.5（男性）、1.5 mm（女性）〕の誘導を探す

⑤ 隣り合う 2 誘導以上に当てはまるなら　→ V2-5

⑥ STEMI を強く疑い、即循環器医コール

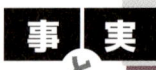
　STEMI を強く疑う心電図であり、早期再灌流療法を念頭に、循環器医へ迅速なコンサルトをすることが推奨される。

　この心電図をとったらすぐさま、循環器コール、がベストな選択である。

　「49 歳男性、STEMI 疑いでカテが必要と思います。発症 2 時間、心電図では V2-5 で基線から J 点まで最大 2.5 mm 偏位しています。バイタルサインは……」

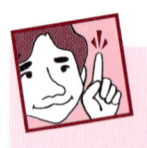

✓ 基本調律（多くの場合は洞調律）の波形で評価しよう
✓ 再灌流療法が 1 時間遅れると 1 年後の死亡率が 16％上昇する
✓ 早めに循環器医にリーチアウト

JCOPY 498-03798

Case 2

2~3 時間ほど前からの胸部不快感を訴える 56 歳男性が救急外来を受診。

会話は可能だが、顔色は悪く、冷や汗をかいており、表情は苦悶様。

バイタルサインを測定したところ、血圧 140/80 mmHg、脈拍 90/ 分、呼吸数 20 回 / 分、SpO_2 95%（室内気）。

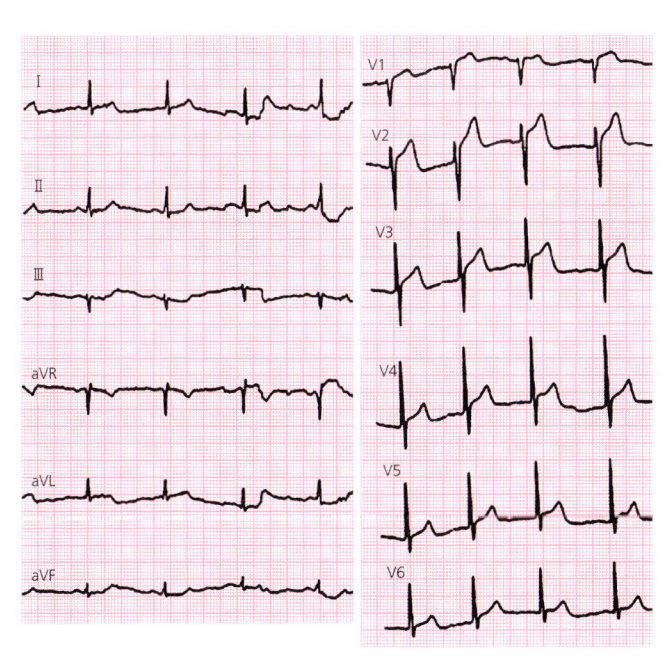

Case 2-1 12 誘導心電図

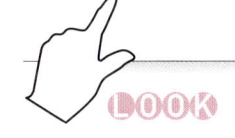

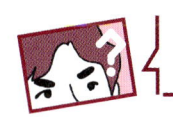 どう考え、どう行動するか？

Let's Try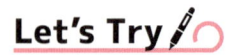

●**心電図リズム解析手順　波形（ST 上昇）解析手順** ·······················

⓪＿＿＿＿＿＿＿＿＿＿＿＿＿＿＿＿＿＿＿＿＿＿＿＿＿＿＿＿＿＿＿

①＿＿＿＿＿＿＿＿＿＿＿＿＿＿＿＿＿＿＿＿＿＿＿＿＿＿＿＿＿＿＿

②＿＿＿＿＿＿＿＿＿＿＿＿＿＿＿＿＿＿＿＿＿＿＿＿＿＿＿＿＿＿＿

③＿＿＿＿＿＿＿＿＿＿＿＿＿＿＿＿＿＿＿＿＿＿＿＿＿＿＿＿＿＿＿

④＿＿＿＿＿＿＿＿＿＿＿＿＿＿＿＿＿＿＿＿＿＿＿＿＿＿＿＿＿＿＿

···

事実

と

解釈

〈実際の対応の概略〉

　当直の非循環器医が対応。心電図 V2-3 誘導で ST が上昇しているように見えるも、有意とはせず（非特異的変化と解釈）経過観察。

　約 1 時間後、フォローの心電図を記録したところ、経時変化があり、ST 上昇は明らかであり、STEMI の診断で循環器医にコールがあった。

　来院から循環器医が対応するまでに 1 時間以上要してしまった。

〈解説〉

　まずポイントの 1 つは、 Case 2-1 の心電図の読みである。

JCOPY 498-03798

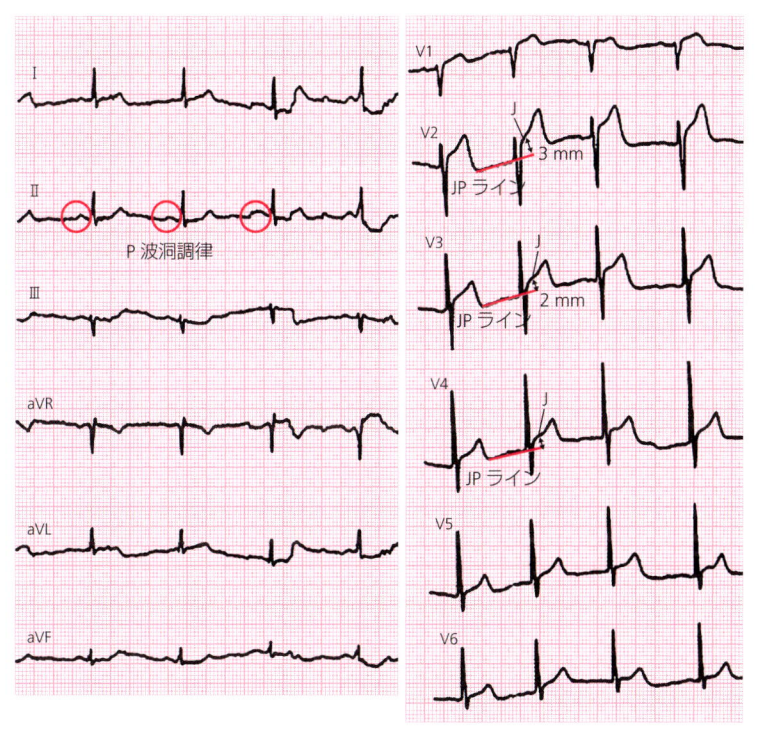

Case 2-2-1 12 誘導心電図 前壁中隔 STEMI 解説

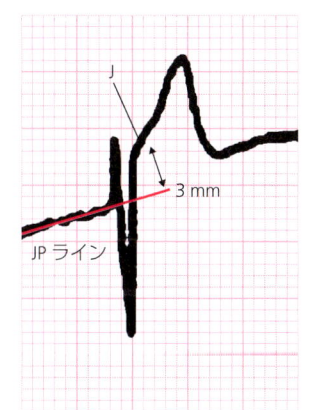

Case 2-2-2 V2 の例　拡大図

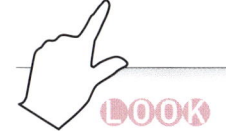

Text in image 1: I, II, III, aVR, aVL, aVF, V1-V6, P 波洞調律, J, JP ライン, 3 mm, 2 mm

波形の異常事例集

⓪ リズムの異常を除外→洞調律
① J 点を同定する
② 基線を定める　→ 基線が揺れていて定めにくいが、TP ラインを設定
③ 基線から J 点までの垂直距離を測定する　→ V2 2.5 mm、V3 2 mm
④ 1 mm 以上〔V2-3 は 2-2.5（男性）、1.5 mm（女性）〕の誘導を探す
⑤ 隣り合う 2 誘導以上に当てはまるなら
⑥ STEMI を強く疑い、即循環器医コール

　診断基準ギリギリではあるが、基準は満たしており、臨床症状とあわせて考えると STEMI と言える。少なくとも十分疑える。

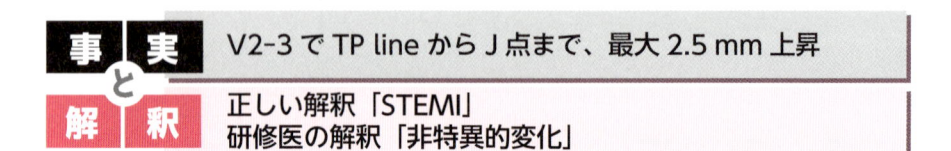

この時点で、循環器医に報告してもらいたいところである。

「56 歳男性、STEMI 疑いです。発症 2〜3 時間で、胸痛持続、V2-3 で最大 2.5 mmST 上昇。基準ギリギリですが、STEMI を否定できませんので診て頂きたいです」

　2 つ目のポイントは、心電図再検のタイミングである。アメリカ心臓協会の STEMI のガイドラインでは、1 回目の心電図で判断がつかないが、STEMI の可能性が捨てきれない場合は、5〜10 分のうちに再検するように勧告している。
　ちなみに、これが約 1 時間後の心電図である。

JCOPY 498-03798

リズム解析はⅡ誘導に注目

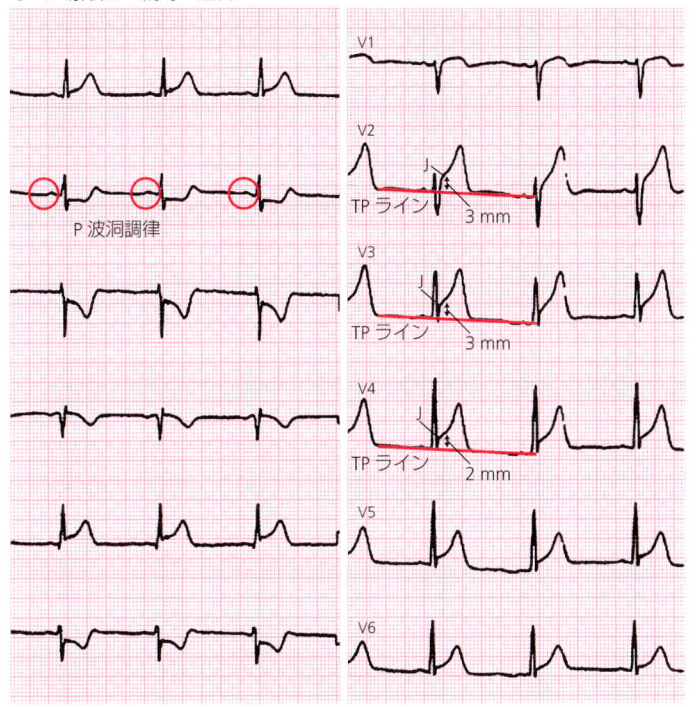

V1
V2
TP ライン　3 mm
V3
TP ライン　3 mm
V4
TP ライン　2 mm
V5
V6

P 波洞調律

Case 2-3-1 12 誘導心電図 前壁中隔 STEMI フォロー

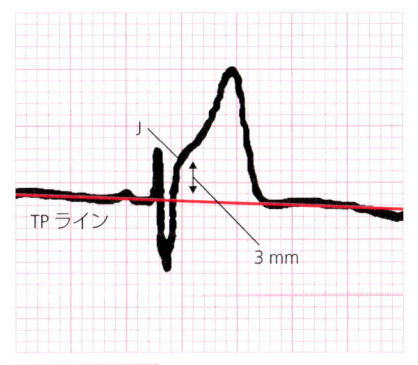

J
TP ライン
3 mm

Case 2-3-2 V2 の例　拡大図

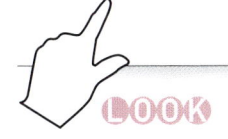

LOOK

ここまではっきりした所見が出なくとも、もう少し早いタイミングで心電図を再検していれば、STEMI の診断がより早く下せ、より早い再灌流療法ができ、心筋ダメージがより少なく済んだ可能性がある。

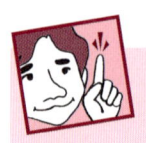

- ☑ 診断基準を満たしていない、あるいは非特異的変化と思っても、ACS の疑いがあれば循環器医に相談することを勧める
- ☑ リーチアウトはスキルである
- ☑ ACS を疑っている場合、心電図フォローは 5〜10 分毎

JCOPY 498-03798

Case 3

　特に既往のない 33 歳男性。飲酒後帰宅途中 21 時過ぎに左胸部不快感出現。痛みと言うよりは何となく胸が苦しい感じで断続的だった。今回のような症状は初めてとのことで救急外来に独歩受診。血圧 120/80 mmHg、脈拍 90/ 分、呼吸数 20 回 / 分、SpO_2 97%（室内気）。

　12 誘導心電図を記録した。トロポニン T 定性検査陰性。

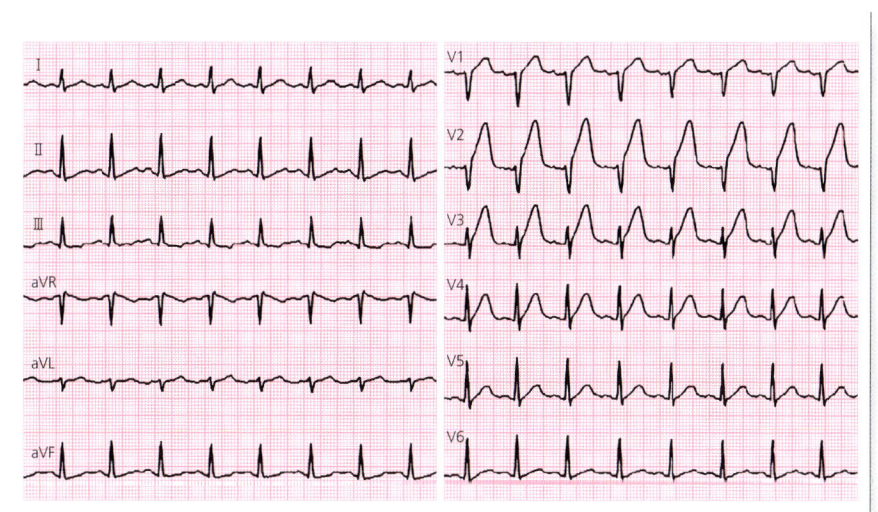

Case 3-1 12 誘導心電図

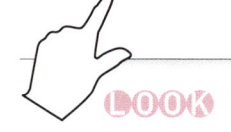

どう考え、どう行動するか？

Let's Try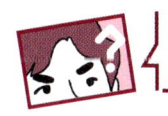

●心電図リズム解析手順　波形（ST 上昇）解析手順 ……………………………………

⓪ _____

① _____

② _____

③ _____

④ _____

事実と解釈

〈実際の対応の概略〉

研修医は、心電図 V1-5 誘導の ST 上昇を認識していたが、**トロポニン T 定性検査陰性**だったため他の採血結果が出るまで 1 時間ほど様子を見ていた。

その後症状は軽快し 1/10 程度になっていたが、心膜炎疑いとして循環器医に連絡。結局、STEMI で緊急 PCI を行った。

来院から循環器医が対応するまでに 1 時間以上要してしまった。

〈解説〉

トロポニン T 検査が陰性であり、STEMI を確信できなかった例。トロポニン T 検査は、ACS 発症超急性期は感度が低く、陰性に出てしまうことが多々ある。陰性でも決して ACS は否定できない。

このケースでは、直感的に「ST 上昇」と判断したものの、直感ゆえに自分の「解釈」に自信が持てなかったようだ。33 歳という若い年齢にさらに惑わされた面もある。一方で、トロポニン T 定量検査は、数値で結果が出る [あるいは定性試験の場合は（＋）（−）] ので、それはまさに「事実」となる。「事実」であれば、自信を持って循環器医にコンサルトしやすい。このケースでは、発症間もなかったため、陰性であった。陰性は「事実」であり、自分の（ST 上昇という）「解釈」よりもインパクトが大きい、信頼性が高いという思考が、今回の遅れた対応につながった可能性がある。ご存知のように STEMI の最も重要な治療は早期再灌流療法である。早期でなければ意味が乏しい。

「ST 上昇」という「解釈」の元となる「事実」を明確にすることで、自分の「解釈」により自信が持てるようになる。

JCOPY 498-03798

リズム解析はⅡ誘導に注目

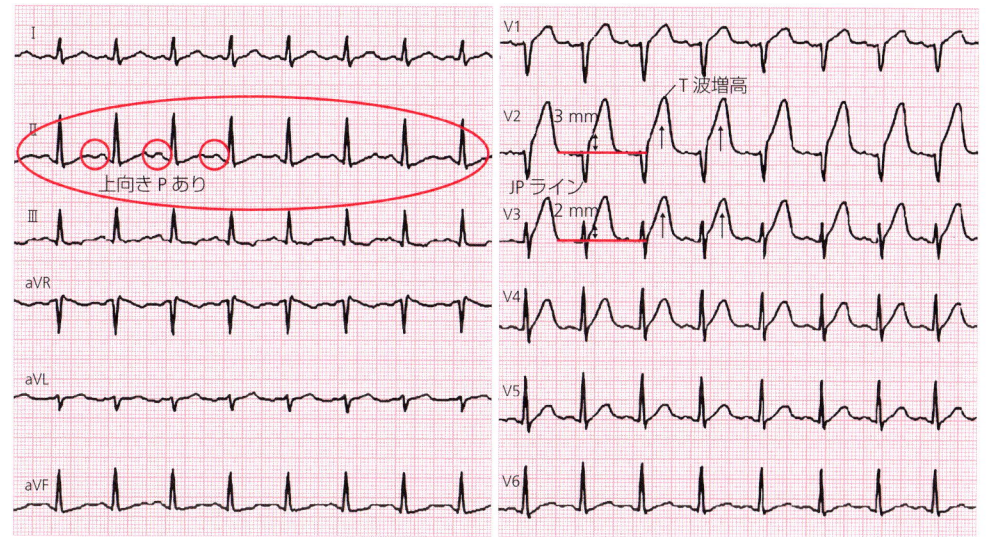

Case 3-2-1 12 誘導心電図 前壁中隔 STEMI 解説

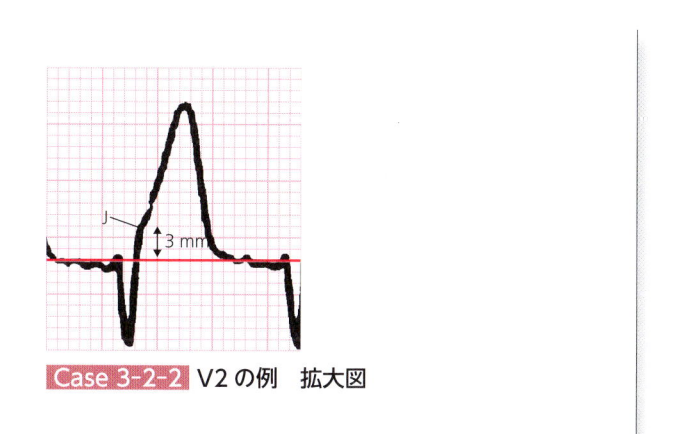

Case 3-2-2 V2 の例　拡大図

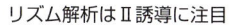

⓪ リズムの異常を除外　→　洞調律

① J 点を同定する

② 基線を定める　→　基線から J 点までの垂直距離を測定する

　PQ junction から J 点最大 2.7 mm（V2）

③ 1 mm 以上〔V2-3 は 2-2.5（男性）、1.5 mm（女性）〕の誘導を探す

④ 隣り合う 2 誘導以上に当てはまるなら

⑤ STEMI を強く疑い、即循環器医コール

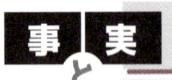	V1-3 ST 上に偏位、PQJ から J 点最大 2.7 mm（V2）、T 波増高 14 mm（V2）
	正しい解釈「STEMI」 研修医の解釈「心膜炎疑い」

　ST 上昇のほか、V2-3 では T 波の増高所見も参考になる。V2 では 14 mm になっており、正常上限の 12 mm を超えている。これは超急性期の STEMI に見られる所見である。

　このケースは、STEMI を疑った時点で即座に循環器コールすべきであった。

「33 歳男性、STEMI 疑い、緊急カテが必要と考えます。発症約 2 時間で、今も胸痛が持続、V2-3 で 2 mm ST 上昇しています。バイタルは……」

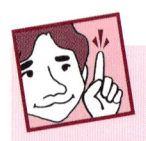

☑ トロポニン T 検査は、ACS 発症超急性期は感度が低く、陰性に出てしまうことが多々あり、陰性でも STEMI を否定することはできない

☑ 直感の「解釈」のみならず、「事実」を意識することで「解釈」に自信が増す

Case 4

20 代の若年女性。呼吸苦と心窩部痛にて搬送。

血圧 120/80 mmHg　心拍数 190/ 分、SpO_2 95 %（15 L リザーバーマスク）、呼吸促迫、四肢冷感あり、気管挿管。

12 誘導心電図を記録した。

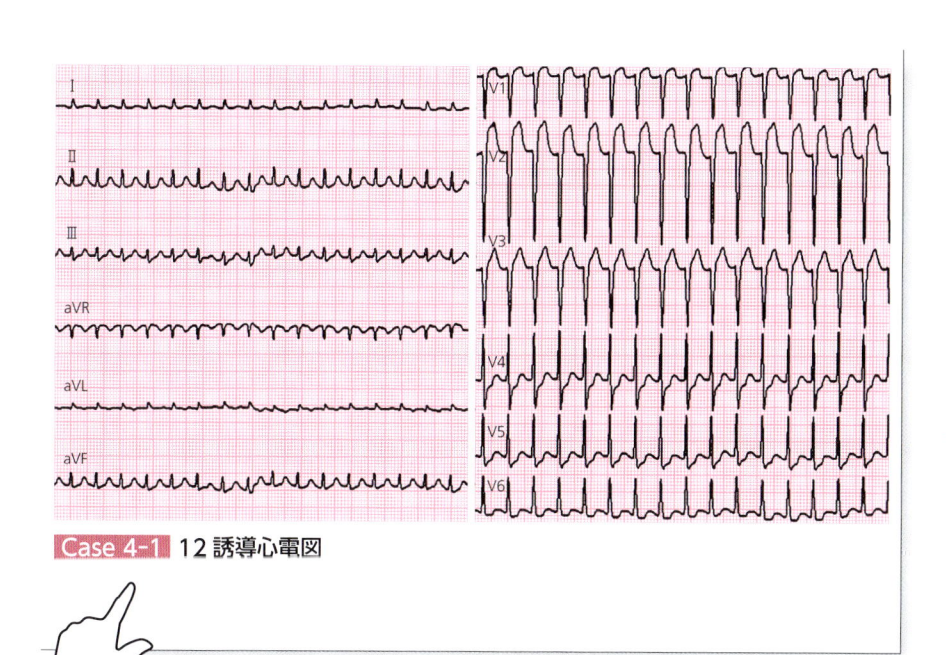

Case 4-1 12 誘導心電図

どう考え、どう行動するか？

●心電図リズム解析手順　波形（ST 上昇）解析手順 ⋯⋯⋯⋯⋯⋯⋯⋯⋯⋯⋯⋯⋯⋯

⓪ _____

① _____

② _____

③ _____

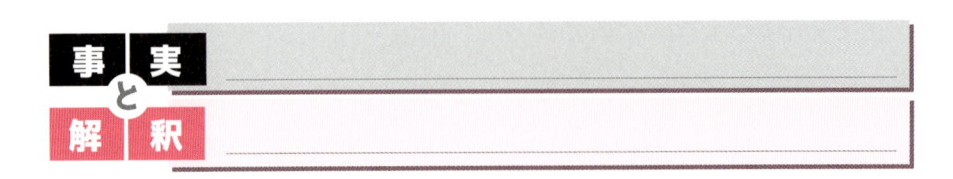

〈経過〉

　非循環器医が対応し、上室性頻拍として、ワソラン®（ベラパミル）5 mg を
ゆっくり静脈投与したところ、約 5 分後心静止に陥った。即座に心肺蘇生術を開
始した。自己心拍再開せず、結局 PCPS（経皮的補助循環装置）を導入した。そ
の後集学的治療により回復。その後の検査により褐色細胞腫、カテコールアミン
によると思われる心筋障害で著明に心機能低下、心原性ショックに陥っていたと
考えられた。病状安定した後褐色細胞腫の摘出術を施行し、独歩退院した。

〈解説〉

　血圧は保たれているものの、この患者はショック状態である（Column　p.188
参照）。頻拍発作がショックの原因なのか、結果なのか、この時点では判断が難し
い。頻拍がショックの原因なら「不安定頻拍」と解釈できるが、ショックの結果
であれば、その限りでない。いずれにせよ、少なくとも病状はかなり悪い。

　「不安定頻拍」と解釈するのであれば、治療は一択、同期電気ショックである。

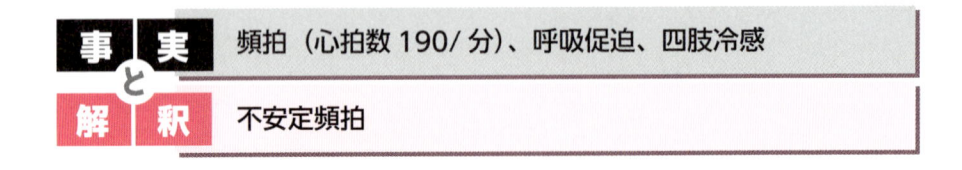

「20 代女性、不安定頻拍の患者です。同期電気ショックが必要と思います」

　と循環器医にリーチアウトすると良かっただろう。

JCOPY 498-03798

頻拍がショックの結果とするのであれば、心電図をもう少し解析してみよう。

●心電図リズム解析手順

① 頻拍（心拍数 190/ 分）
② QRS 幅　狭い（<3 mm）
③ RR 間隔整 →鑑別は、洞性頻拍、AFL、PSVT に絞られた
④ P 波ははっきりしない。AFL か、PSVT の可能性が高い

●波形（ST 上昇）解析手順

⓪ リズム解析の上、以下の波形解析に移る
① J 点を同定する
② 基線を定める→ TP ライン
③ 基線から J 点までの垂直距離を測定する→ V2 で 6 mm、V3 で 2 mm
④ 1 mm 以上〔V2-3 は 2-2.5 mm（男性）、1.5 mm（女性）〕の誘導を探す
⑤ 隣り合う 2 誘導以上に当てはまるなら→ 2 誘導
⑥ STEMI を強く疑い、即循環器医コール→ 20 代女性だし STEMI の可能性は
　　低いが何らかの心筋あるいは心膜障害は疑える

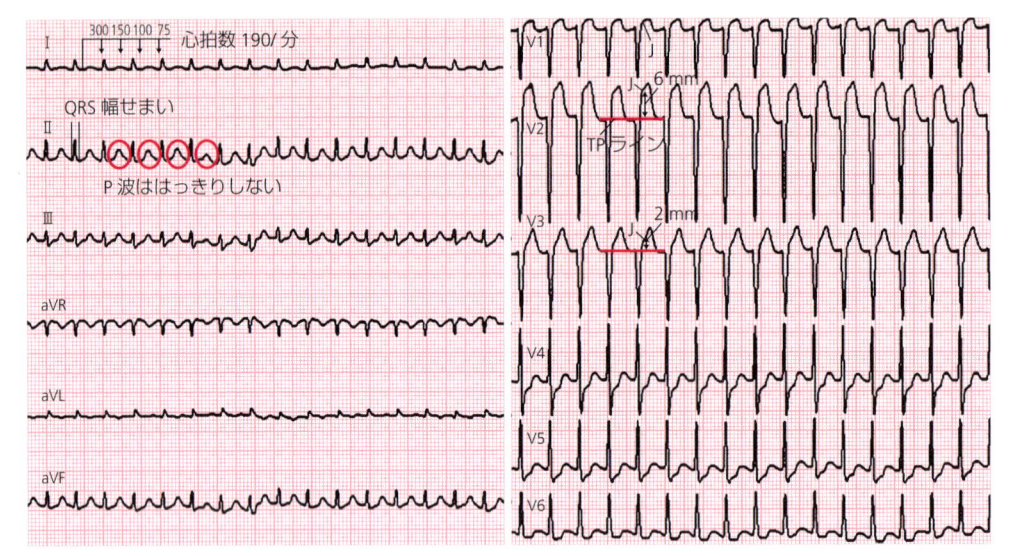

心拍数 190/分

QRS 幅せまい

P波ははっきりしない

V1 J点
V2 J点 6mm
TPライン
V3 2mm
V4
V5
V6

Case 4-2 12 誘導心電図 解説

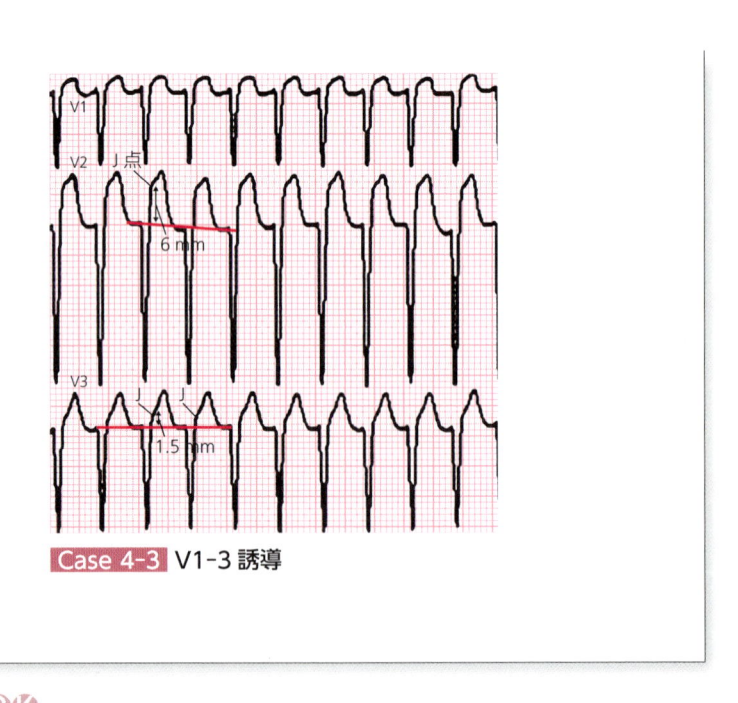

V1

V2 J点

6 mm

V3 J J

1.5 mm

Case 4-3 V1-3 誘導

LOOK

JCOPY 498-03798

V2 で約 6 mm 上昇している所見は明らかに異常であり、器質的異常も十分疑える。

一方で、ベラパミルは陰性変力作用（心臓のポンプ力を弱める作用）の強い抗不整脈薬である。

全身状態が極めて悪く、心臓の器質的異常を疑える患者にベラパミルを投与した場合に、どのような事態が起こり得ると想像できるだろう。想像通りのことが、現実に起こったわけである。

ベラパミルを投与する前に心臓超音波検査で心機能の評価をしたほうが安全だった。百歩譲って、薬物投与するとしたら、陰性変力作用が強いベラパミルよりは、まずは半減期の短い ATP が安全だった。

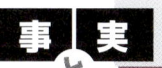 **頻拍（心拍数 190/ 分 ）、QRS 幅が狭い、RR 一部不整、P 波はっきりせず、TP ライン -J 点 6 mm 偏位**

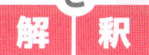 心房粗動あるいは PSVT、ST 上昇

「20 代女性、ST 上昇かつ頻拍の不安定な患者です。心拍数 190/ 分、RR 整の幅が狭い QRS の頻拍で、P は判然としません。心房粗動か PSVT を疑っています。かつ、V1–3 で TP ラインから J 点まで最大 5 mm 上昇しています」

と循環器医にリーチアウトすると良かっただろう。

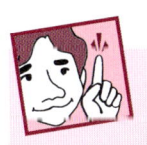 ☑ 不安定な患者に抗不整脈薬は危険
☑ 頻拍発作時であっても、ST 上昇所見は異常
☑ 血圧が保たれていてもショックのことがある

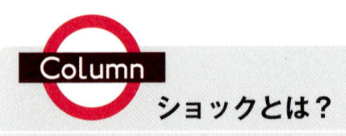

ショックとは？

　ショックとは、種々の原因により生じた循環不全のため、臓器障害や身体の細胞の代謝障害が生じることである。収縮期血圧が 90 mmHg 未満になることがショックであると考えている方が稀ならずいらっしゃるが、誤りである。ショックは 3 つの病期に分類することができる。
① 代償期
② 非代償期
③ 不可逆期

　代償期は、血管収縮により重要臓器への血流は維持できているが、末梢組織での虚血は生じている状態である。血圧は正常に保たれているが、四肢冷感、粘膜蒼白、不安、乏尿などの兆候、症状が認められる。
　非代償期になると、血圧は低下し、全臓器の機能不全が生じる。代謝性アシドーシスも生じてくる。
　不可逆期では代謝性アシドーシスが顕著となり、細胞障害は不可逆的になる。著しい低血圧を呈する。

　つまり、例えば頻拍性不整脈が生じている場合、血圧が保たれていても、四肢冷感、粘膜蒼白、不安、を伴えば、不安定頻拍と解釈できるのである。

JCOPY 498-03798

Case 5

60 歳男性。数日前より歩行時の胸痛が出現し、頻度が増加傾向のため来院。胸痛は労作時のみであり、安静時には生じない。来院時は胸部症状なし。バイタルサイン安定。12 誘導心電図を記録。

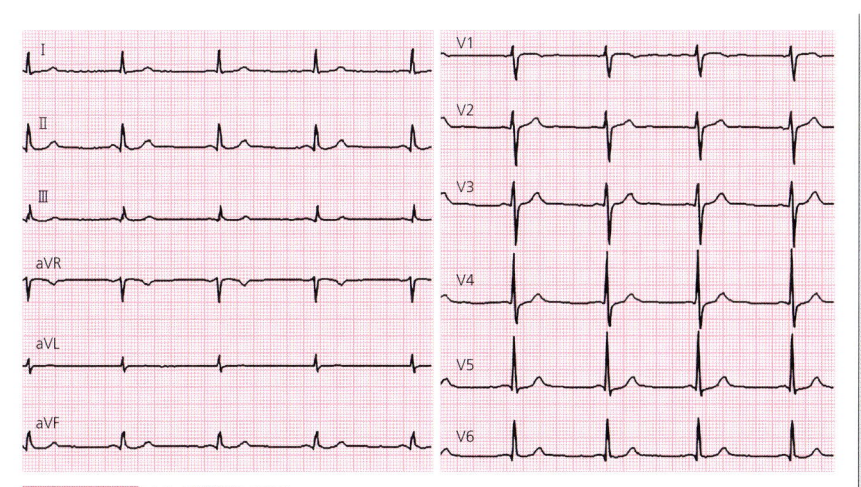

Case 5-1 12 誘導心電図

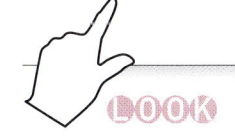

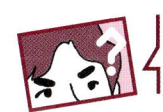

どう考え、どう行動するか？

●心電図リズム解析手順　波形（ST 上昇）解析手順

⓪＿＿＿＿＿＿＿＿＿＿＿＿＿＿＿＿＿＿＿＿＿＿＿＿＿＿＿＿＿＿＿＿＿＿＿＿＿

①＿＿＿＿＿＿＿＿＿＿＿＿＿＿＿＿＿＿＿＿＿＿＿＿＿＿＿＿＿＿＿＿＿＿＿＿＿

②＿＿＿＿＿＿＿＿＿＿＿＿＿＿＿＿＿＿＿＿＿＿＿＿＿＿＿＿＿＿＿＿＿＿＿＿＿

③＿＿＿＿＿＿＿＿＿＿＿＿＿＿＿＿＿＿＿＿＿＿＿＿＿＿＿＿＿＿＿＿＿＿＿＿＿

④＿＿＿＿＿＿＿＿＿＿＿＿＿＿＿＿＿＿＿＿＿＿＿＿＿＿＿＿＿＿＿＿＿＿＿＿＿

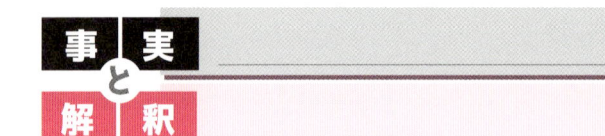

〈経過〉

　診察時無症状であり、12 誘導心電図も有意 ST 変化なく、正常範囲内だったため、負荷検査を予約し帰宅させた。

　しかし、帰宅途中に胸痛が再発、治らなくなり外来を再受診。胸痛は持続しており、すぐに 12 誘導心電図を再検。

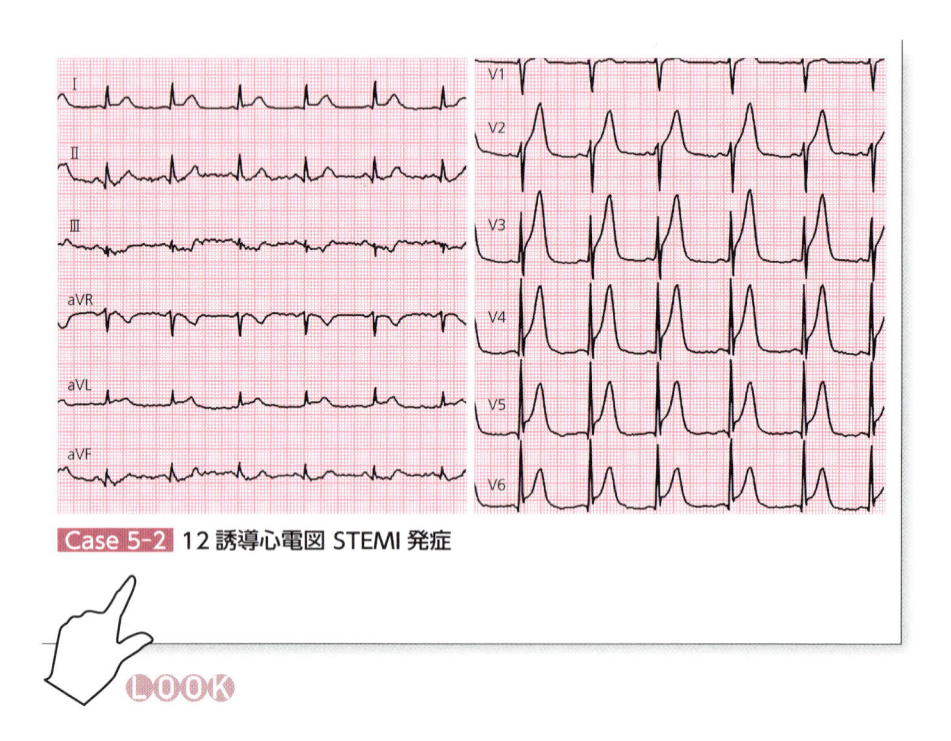

Case 5-2　12 誘導心電図 STEMI 発症

LOOK

　V2-6 で ST 上昇、T 波増高。STEMI であり、緊急冠動脈造影検査施行、左冠動脈前行下枝の閉塞を認めたため、PCI、早期再灌流療法を施行した。

〈解説〉

　確かに初めの 12 誘導心電図は全く正常である。しかし、問診では狭心症が「新

JCOPY 498-03798

規発症」していること、「増悪傾向」であることから、不安定狭心症 / 非 ST 上昇型心筋梗塞（NSTE-ACS）を疑える病歴である。症状がない時の 12 誘導心電図が正常だからといって、急性冠症候群を否定することはできない。急性冠症候群は、主に冠動脈内の粥腫破裂により血栓形成が惹起され冠動脈の血流が障害される症候群である。このケースのように NSTE-ACS から STEMI へ容易に移行しうる。

NSTE-ACS を疑うこの患者がどの程度危ないのか、リスク評価する方法がいくつか提唱されているが、最も簡便なものの 1 つに TIMI リスクスコアがある（Antman EM, et al. JAMA. 2000; 284（7）: 835-42）。

1. 65 歳以上
2. 冠動脈疾患の危険因子が 3 つ以上
3. 50%以上の冠動脈狭窄
4. 受診時心電図で 0.5 mm 以上の ST 偏位
5. 24 時間以内に 2 回以上の胸痛発作
6. 心筋マーカーの上昇
7. アスピリン服用中

この 7 つの項目の該当数により、リスク評価できる。

● 2 週間以内の心イベント発生率

0/1 個	4.7%
2 個	8.3%
3 個	13.2%
4 個	19.9%
5 個	26.2%
6/7 個	40.9%

2 個までなら、低リスクとされ、外来管理可能とされる。

この患者の場合、情報を集めてみると
・高血圧＋脂質代謝異常＋喫煙
・15 年前に心臓カテーテル治療（バルーン）施行歴あり
・24 時間以内に 2 回以上胸痛あり
・再受診時のトロポニン T 0.02 pg/mL
・アスピリン内服中

5 項目で当てはまった。26.2％の確率で心事故を生じることになる。5 個以上はハイリスクとされる。心電図が正常であっても、このようなリスクスコアを活用することにより、至適な対応が可能になる。この患者の場合は、ハイリスクにて帰宅されることなく、入院管理する方針が妥当であった。

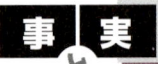 **事実** 冠危険因子 3 つ、PCI 既往、胸痛頻回、アスピリン内服中

解釈 中〜高リスク NSTE-ACS 疑い

> 「60 歳男性、NSTE-ACS 疑い。今は胸痛なく、心電図 TP ラインから J 点の偏位はありませんが、TIMI リスクスコア 4 もしくは 5 点で、中〜高リスクです」

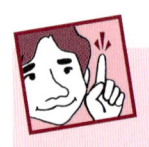
ポイント

- ☑ 心電図が正常であっても、ACS は否定することはできない
- ☑ いま現在症状が全くなくても、ACS は否定することはできない
- ☑ NSTE-ACS を疑う病歴の場合は、TIMI リスクスコアなどでリスク評価を行う
- ☑ 心電図はツールの 1 つであり、他の情報を複合的に評価する

JCOPY 498-03798

索 引

著者略歴

布 施　　淳

国立病院機構東京医療センター循環器内科

1994 年東京慈恵会医科大学卒
国立病院機構東京医療センター循環器内科、集中治療室（ICU）副室長併任
臨床業務の傍ら、医師を始めとする医療従事者の教育に幅広く関わる
東京医療保健大学大学院臨床講師
日本循環器学会等諸学会と共に、循環器救急・心肺蘇生講習会等を 10 年以上にわたり定期主催

AHA ACLS 講習主催/指導歴（含心電図指導）10 年以上、2010 年〜2017 年主催
BLS/ACLS コース通算受講生数 1 位〔JCS-ITC（日本循環器学会）〕
臨床研修指導医（含心電図指導）10 年以上

E-mail：jfuse0320@gmail.com

救急心電図　ただいま診断中！　　　ⓒ

発　行	2018 年 9 月 15 日　1 版 1 刷 2018 年 10 月 20 日　1 版 2 刷
著　者	布施　淳
発行者	株式会社　中外医学社 代表取締役　青木　滋 〒 162-0805　東京都新宿区矢来町 62 電　話　　（03）3268-2701（代） 振替口座　　00190-1-98814 番

印刷・製本/横山印刷㈱　　　　　　　　　〈MM・HO〉
ISBN978-4-498-03798-4　　　　　　　　　Printed in Japan